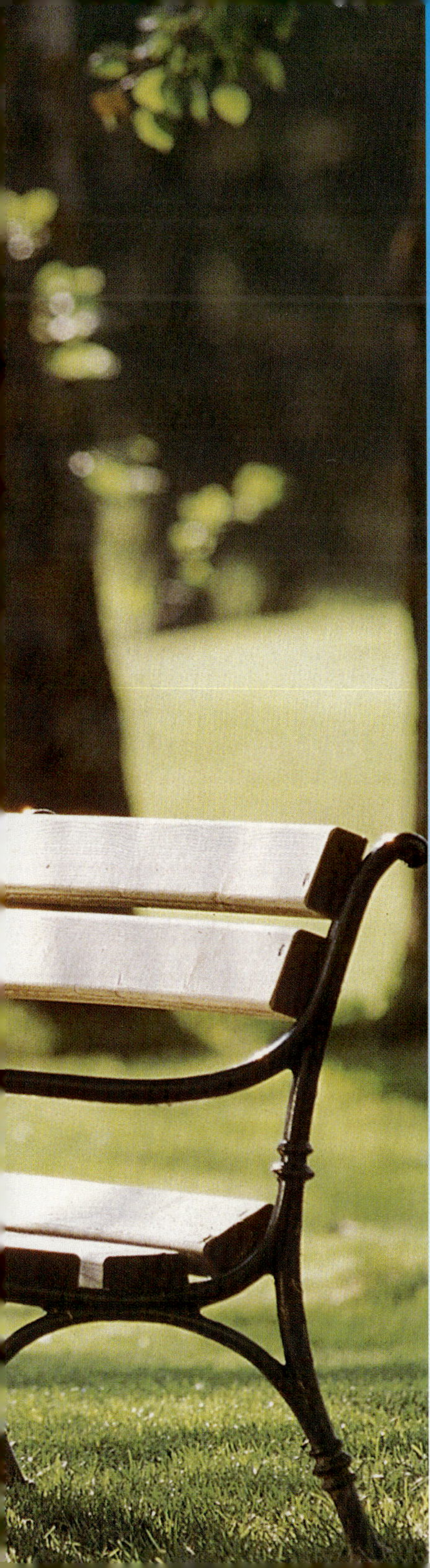

Natürliche Hilfe

Rückenschmerzen sind zu einer »Volkskrankheit« geworden, und viele Betroffene sind trotz mühevoller Behandlungsversuche nur selten schmerzfrei. Mit diesem Ratgeber will ich Ihnen dabei helfen, die Schmerzquelle zu finden und die Ursachen Ihrer Rückenbeschwerden zu verstehen.

Nur über das Wiedererlernen der natürlichen Haltung und der natürlichen Bewegung der Wirbelsäule kann der Rücken entlastet werden. Ich zeige Ihnen sinnvolle Übungen zur Haltungskorrektur, zur Mobilisation und Kräftigung des Rückens und erläutere begleitende Naturheilverfahren.

Wenn Sie die Schwachpunkte Ihres Rückens kennen, können Sie selbst viel tun, um Schmerzen zu lindern und Beschwerden vorzubeugen.

Renate Zauner

INHALT

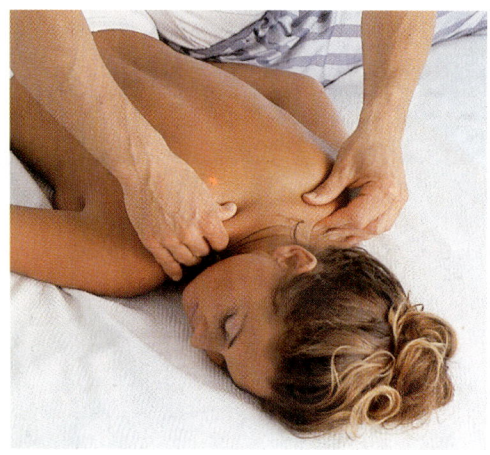

INFORMATION

BEHANDLUNG

Michaela Störlifer

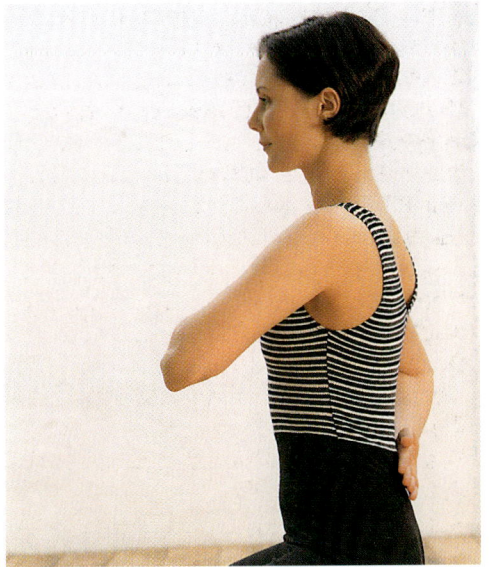

ZUM NACHSCHLAGEN

Vom Schmerz zur Schmerz- quelle

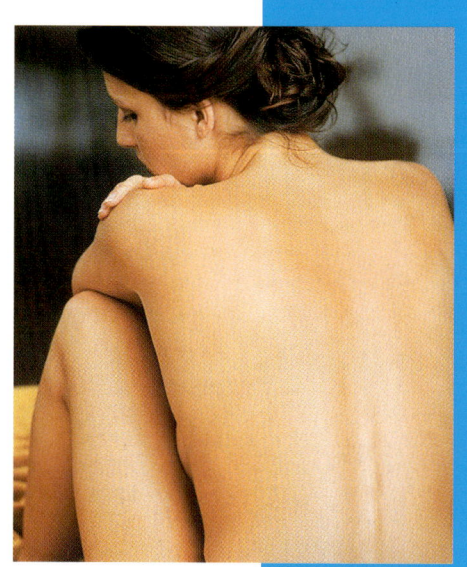

Rückenschmerzen können vielerlei Auslöser haben. Fast immer muß der Körper erst wieder lernen, sein im Laufe der Jahre verlorengegangenes Haltungsgefühl wiederzufinden, damit der Rücken dauerhaft entlastet wird. Versuchen Sie zunächst, die Schmerzquelle zu entdecken, indem Sie bei sich selbst beobachten, welche Strukturen des Rückens eine typische Art von Schmerz verursachen, wie sich dieser Schmerz anfühlt, und wodurch er entsteht.

Rückenschmerzen – eine Zivilisationskrankheit

Rückenschmerzen sind zwar keine Volksseuche, aber eine »Volksplage«. Man fühlt sich meist nicht richtig krank, aber auch nicht wirklich gesund. Die Weltgesundheitsorganisation (WHO) hat Gesundheit definiert als körperliches, geistiges und soziales Wohlbefinden. Es wurde also nicht nur das Fehlen von Krankheit zugrunde gelegt, sondern auch das Sich-Wohlfühlen in seiner Haut, in seinem Leben.

Wie weit viele Menschen von diesem Ideal entfernt sind, wissen oder spüren die meisten von ihnen nur allzu genau. Sie sind geplagt von Nackenschmerzen, Kreuzweh, Kopfschmerzen; sie können beim Autofahren nicht rückwärts schauen, sich nicht umdrehen vor Schmerz, sie suchen nach einer Möglichkeit, in ihre Schuhe zu schlüpfen ohne Schmerz und verzweifeln zunehmend in dem Gefühl ihrer eigenen Ohnmacht diesem Zustand gegenüber.

Auch die Alltagsbewegungen sind eingeschränkt

Wenn die Behandlung nicht anschlägt

Fast jeder der Betroffenen kann dabei über eine Vielzahl von Behandlungsversuchen, von Fehlschlägen, vom Wechsel der Behandlungsmethoden berichten – von unendlich viel Mühe und oft geringem Erfolg. Und dabei treiben sie Sport, sie machen Gymnastik, joggen, fahren Rad – aber all diese Bemühungen ändern nichts an ihren Schmerzen. Wir müssen uns also fragen: Wodurch werden Rückenschmerzen eigentlich ausgelöst? Was machen wir falsch? Und vor allem, was können wir tun?

Die Schmerzentwicklung

Obgleich massive Rückenschmerzen – ein Ischias, ein Schulterschmerz, ein Hexenschuß – meist plötzlich und aus heiterem Himmel zu

Die Heilung von chronischen Leiden

Eine für unsere Zeit sehr typische Verhaltensweise scheint mir in diesem Zusammenhang wichtig: Wir sind heute eine sehr schnelle, effektive Medizin gewöhnt. Ein Fieber muß innerhalb von 24 Stunden vorüber sein, Halsschmerzen ebenso, eine Blasenentzündung hat eine 48-Stunden-Frist und Rückenschmerzen kaum länger. Was aber bei mancher akuten Krankheit dank der Erfindung der Antibiotika möglich und deshalb ein Segen für die Gesundheit ist, gilt in den seltensten Fällen für chronische Erkrankungen.

Haltung und Bewegung verändern sich mit der körperlichen Entwicklung

kommen scheinen, ist doch die Anlaufzeit, während der sich die Störung entwickeln konnte, in der Regel sehr lang. Sie beginnt oft schon in der Kindheit. Denn die Grundlage von sicher 90 Prozent oder mehr aller Rückenbeschwerden ist eine im Laufe des Lebens stetig zunehmende Haltungs- und Bewegungsveränderung, ist also ein statisches und funktionelles Problem.

Wodurch werden Rückenschmerzen ausgelöst?

Ebenso wie unsere Haarfarbe und die Körperform bei der Geburt bereits vorgegeben sind, ist auch das Haltungs- und Bewegungsmuster programmiert; das Kind bekommt eine Bewegungsbegabung und einen starken Bewegungsdrang mit auf den Weg.
Beides muß nach Kräften gefördert werden durch ein reiches Angebot an Freiraum, damit sich die Körperkraft sowie das Haltungs- und Bewegungsgefühl entwickeln können.

Sicher haben manch spätere Ungeschicklichkeit, eine Koordinationsschwäche oder das Fehlen von Ausdauer und Kraft ihren Ursprung in der frühen Kindheit – in dem Versäumnis, die körperlichen Entwicklungsmöglichkeiten auszuschöpfen und mit Leben zu erfüllen.

Der Rücken wird falsch belastet
Da der Rücken in der Entwicklungsgeschichte durch die Aufrichtung vom Vierfüßler zum Zweifüßler völlig neue Aufgaben übernehmen mußte, ist er eines unserer störanfälligsten Organe. Wäre er, wie im Vierfüßlergang eines Kleinkindes, noch immer an vier Punkten unterstützt, ginge es ihm sicherlich besser. Dann käme die Wirbelsäule wohl auch kaum in Versuchung, sich so weit nach hinten herauszubuckeln, wie das beispielsweise im Sitzen häufig geschieht unter der massiven Druckbelastung durch den gesamten Rumpf.
Fehlbelastungen des Rückens sind also der Schlüsselpunkt für alle Schmerzen.

Das erste Stehen erfordert Koordination und Gleichgewichtssinn. Aber auch Bein- und Rückenmuskeln müssen Neues lernen.

Der Einfluß des seelischen Befindens

Ein weiterer Gesichtspunkt muß bei der Suche nach den Ursachen von Rückenschmerzen einbezogen werden – die Rolle der Psyche. Jeder Mensch reagiert auf Störungen seines seelischen Wohlbefindens mit seinem »Schwachpunkt«: mit Magenschmerzen oder Gallenkoliken die einen, viele andere aber mit Kopfweh, Nacken- und Rückenschmerzen. Ob sich der Körper »vor Gram beugt« oder der Mensch »erhobenen Hauptes« Probleme meistert, ist zum Teil Veranlagung – eine belastende oder eine glückliche. Den seelischen Anteil bei Rückenschmerzen sollte man jedenfalls nicht unterschätzen. Auf alle Disharmonien, gleichgültig, in welchem Bereich sie sich entwickeln, reagiert der Körper auf die gleiche Weise: zunächst mit Ausgleichsversuchen – das führt zu Überanstrengung –, dann mit Ermüdung und schließlich mit Schmerz.

Körper und Seele hängen voneinander ab

Was machen wir falsch?

Verwöhnt von der schnell wirkenden »Medikamenten-Medizin«, erwarten wir, daß nicht nur die Heilung von akuten Krankheiten, sondern auch die körperliche Kräftigung und Wiederherstellung schnell gehen müssen. Zudem haben wir uns daran gewöhnt, Gesundheitsprobleme zu delegieren, das heißt, sie abzugeben. Wir behandeln unseren Körper wie ein »Ding«, das ab und zu repariert werden muß, statt ihm in unserem Bewußtsein den Platz einzuräumen, der ihm zusteht. Denn er ist ein wichtiger Teil unserer Persönlichkeit, der liebevolle Aufmerksamkeit und ein beständiges Training seiner natürlichen Anlagen braucht. Beides enthalten wir ihm vor! So haben wir auch verlernt, die Verantwortung für ihn zu tragen.

Verlust des Körpergefühls

Wir müssen wieder lernen, uns selbst zu fragen: »Woher könnten meine Rückenschmerzen kommen?« Wir müssen lernen, uns zu beobachten, um festzustellen: »In dieser Haltung bin ich schmerzfrei« oder »Diese Bewegung tut mir gut«, da uns das Körpergefühl, das selbstverständliche Gespür für das, was unserem Körper nützt und was ihm schadet, verlorengegangen ist.

Der Körper wird vernachlässigt

Ungesunde Lebensweise

Die meiste Zeit des Jahres leben wir ungesund; wir haben zu wenig Bewegung und zu wenig frische Luft, wir essen zu viel und sind ständig einem Überangebot an psychischen Reizen »ausgeliefert«. So setzen wir all unsere gesundheitlichen Erwartungen in den Urlaub, einige außerdem in den Sport. Doch diese beiden so wichtigen Ergänzungen des Alltags geraten vielen Menschen zum Aktionsprogramm und verlieren dadurch ihre heilsame Wirkung. Sie können sogar ins Gegenteil umschlagen: Sie werden zum Streß.

Streß im Urlaub

Über Urlaub und Streß nur so viel: Lange Autofahrten steigern nicht nur nachweislich Pulsfrequenz und Blutdruck, sondern führen auch, unabhängig vom »rückengerechten« Autositz, zu Muskelverspannungen, insbesondere des Rückens. Außerdem nehmen wir nicht nur unsere Fehlhaltungen und falschen Bewegungen in den Urlaub mit, sondern ebenso unsere ungelösten Probleme.

Hilfe durch Sport?

Genießen Sie Sonne und frische Luft – wichtig ist regelmäßige Bewegung ohne Übertreibungen.

Nicht anders verhält es sich mit dem scheinbar so gesunden Sport. Denn Brustschwimmen mit überstreckter Halswirbelsäule schadet ebenso wie Radfahren mit rundem Rücken und in den Nacken gelegtem Kopf. Ein Lauftraining wird zur Gefahr, wenn es die Leistungsfähigkeit des Gesamtorganismus überschreitet.

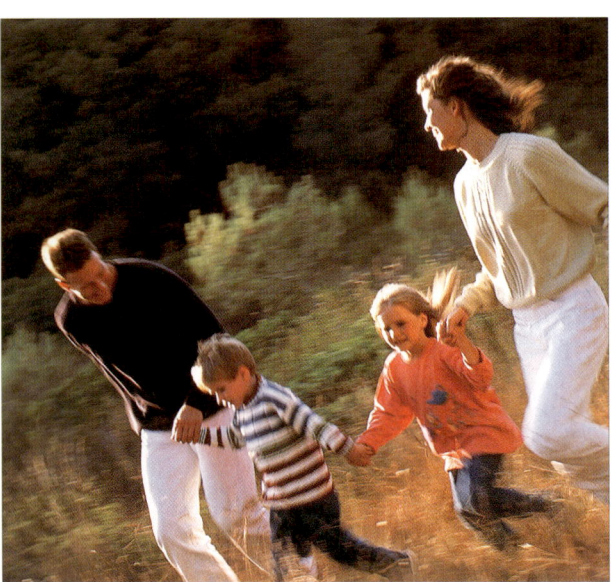

Und so kann der erwartete Erholungseffekt durch Ausgleichssport mit einem Hexenschuß, einem Nackenproblem oder sogar mit einem Herzinfarkt enden.

Dies alles soll besagen, daß einige Wochen Urlaub im Jahr oder plötzliche sportliche Höchstleistungen nicht ausreichen, Haltungs- und Bewegungssünden vieler Jahre wettzumachen. Dazu bedarf es eines regelmäßigen Trainings, um richtige Bewegungsabläufe, die verlorengingen, wieder zu lernen, ebenso wie ein sicheres Haltungsgefühl. Erst dann erhält ein

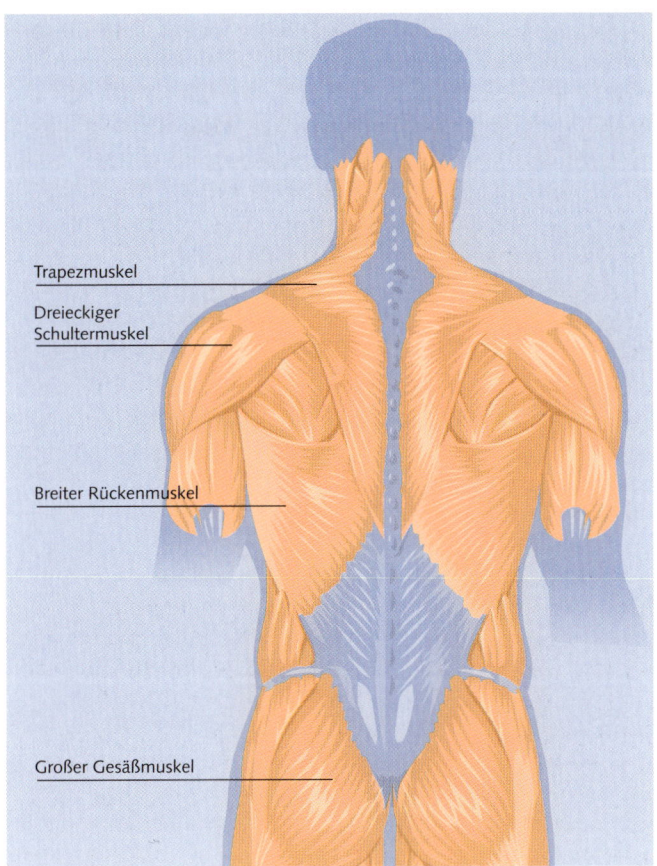

Trapezmuskel

Dreieckiger
Schultermuskel

Breiter Rückenmuskel

Großer Gesäßmuskel

Die Muskulatur der Körperrückseite. Die wesentlichsten Funktionen der einzelnen Muskeln: Der Trapez- oder Kapuzenmuskel bewegt die Schultern und trägt Lasten; der dreieckige Schulter- oder Deltamuskel hebt und bewegt den Arm; der breite Rücken- oder »Schürzenbinde-Muskel« zieht den Arm nach hinten innen; der große Gesäßmuskel streckt die Hüfte, zieht den Oberschenkel nach hinten und wird beim Berg- und Treppensteigen gebraucht.

Übungsprogramm als Hilfe zur Selbsthilfe einen Sinn. Und so sind alle Übungen in diesem Buch gedacht: Als Basisprogramm, das Sie ohne großen Aufwand und ohne Mühe in Ihren Alltag einbeziehen können.

*Basisübungen
für den Alltag*

Was können wir tun?

Diese Frage muß man unterteilen, sie genauer fassen: Was können wir tun, was wollen wir tun, was können andere für uns tun?
Was wir tun können, wird in den folgenden Kapiteln ausführlich zur Sprache kommen. Auch davon, was andere für uns tun können, wird die Rede sein. Das Wollen jedoch gehört bereits an den Anfang – es ist die Frage nach der Motivation.

**Die Wirbelsäule.
Die elastischen Band-
scheiben sitzen zwischen
den Wirbelkörpern; sie
schützen die Wirbelkörper
wie ein Puffer vor Druck-
belastung. Die Wirbel-
säule wird in ihrer
Aufrichtung und Stabilität
durch Bänder verstärkt.**

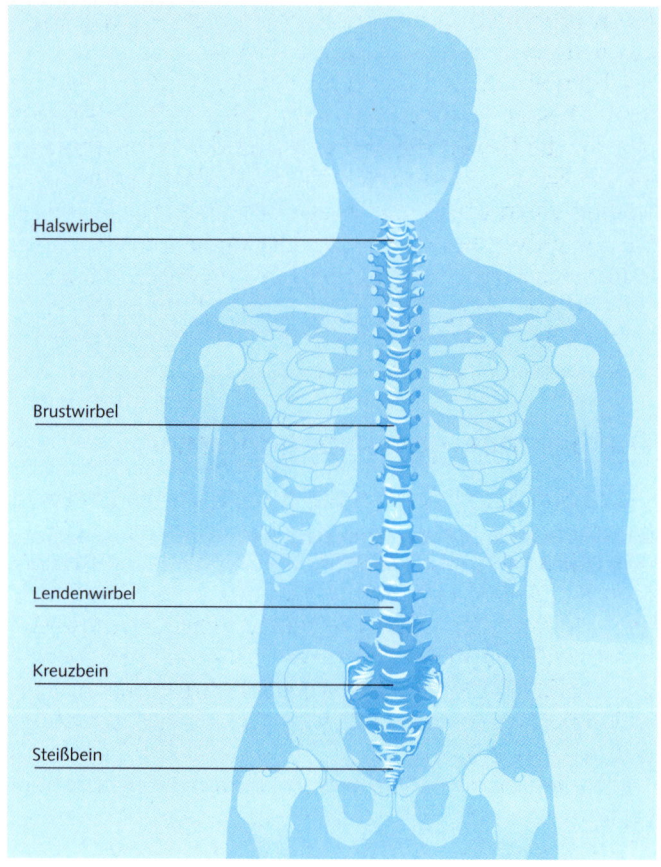

Halswirbel

Brustwirbel

Lendenwirbel

Kreuzbein

Steißbein

*Der Körper muß
umlernen*

Da es um langfristiges körperliches Umdenken und
Umlernen geht, braucht man viel Geduld mit sich
selbst; auch eine gewisse Selbstdisziplin. Da dies aber
gar nicht so einfach ist, sollten wir uns dabei nie mehr
vornehmen, als wir körperlich erbringen und – was
ebenfalls wichtig ist – auch zeitlich durchhalten können. Denn auch hier brauchen wir, wie auf manch anderem Gebiet, den »Erfahrungserfolg«, das Erlebnis,
daß unser Bemühen uns auch etwas bringt.

Die Motivation ist entscheidend
Und so kann manch kleine Korrektur in Haltung oder
Bewegung, auf die man selbst nur nicht gekommen
war, die sich aber als einfach und dennoch spürbar
entlastend herausstellt, sehr viel zu einer positiven

Motivation beitragen: Eine Korrektur der Sitzhaltung am Schreibtisch beispielsweise, der Versuch, beim Autofahren ein Sitzkeilkissen unterzulegen, damit das Kreuz besser gestützt ist, wenige, aber richtige Übungen für die Bewegung und den Halt der Wirbelsäule – all dies kann ein erster Schritt zur Entlastung des Rückens sein und dadurch den Schmerz verringern. Sehr wichtig bei all unseren Eigeninitiativen ist jedoch, daß wir uns nicht über unsere Möglichkeiten hinaus trainieren. Der Leistungswille darf nie größer sein als das Leistungsvermögen – was sich vor allem viele Männer einprägen sollten.

Selbsthilfe in vielen kleinen Schritten

Die Schmerzquelle aufspüren

Die Schwierigkeit, der Schmerzquelle auf die Spur zu kommen, liegt darin, daß sich viele Schmerzvorgänge überschneiden, daß Schmerzen ausstrahlen können, zum Beispiel von der Schulter in den Arm. Überdies hat jeder Mensch seine persönliche Schmerzempfindlichkeit, die in Abhängigkeit von seiner körperlichen und seelischen Verfassung stark schwanken kann. Und weiter muß man fragen: Welches Gewebe tut eigentlich weh, ist es ein Muskel oder eine Gelenkkapsel, ein Knochen oder ein Band? Und ferner: Wann tritt ein Schmerz typischerweise auf, wodurch wird er ausgelöst und vor allem: Wie reagiert der Körper auf den Schmerz?

So erkennen Sie Ihr Schmerzbild
• Lesen Sie zunächst alle Schmerzbilder in Ruhe durch; erliegen Sie also nicht der Versuchung, aus dem ersten beschriebenen Symptom, das Sie möglicherweise an sich feststellen, sogleich Schlüsse zu ziehen.
• Kontrollieren Sie auch durch Tasten. Spüren Sie selbst einmal den Spannungszustand Ihrer Muskeln an der schmerzenden Stelle und in deren Umgebung. Tasten Sie auch während einer Bewegung. Mancher Schmerz verschwindet in Ruhestellung, wird aber beim Bewegen »greifbar«. Auch schmerzende Knochenvorsprünge können sich bei einer bestimmten Haltung unter Muskeln verstecken, bei einer anderen dann spürbar zum Vorschein kommen. Man muß das in Ruhe ausprobieren, den Ausgangspunkt des Schmerzes

Die fünf wichtigsten Fragen zum Schmerz:

• *Wie ist der Schmerz?*
• *Was tut weh?*
• *Wann tritt der Schmerz auf?*
• *Wodurch entsteht er?*
• *Womit reagiert der Körper auf den Schmerz?*

Die Schmerzquelle durch Tasten aufspüren

Bitte beachten Sie

Sie müssen bei jeder Form von Rückenschmerzen vom Arzt zunächst abklären lassen, ob es sich hierbei wirklich um orthopädische Probleme handelt! Auch beispielsweise Nierenschmerzen, Unterleibsschmerzen, Schmerzen durch Organveränderungen, Entzündungen, Tumoren können in den Rücken ausstrahlen! Hierbei handelt es sich aber, bezogen auf die Gesamtzahl der Rückenschmerzpatienten, nur um einen verschwindend geringen Anteil, der unter drei Prozent liegt. In diesem Buch ist ausschließlich von orthopädisch bedingten Beschwerden die Rede.

wirklich aufspüren. Sie werden dann vielleicht mit Überraschung feststellen, daß der Ausgangspunkt eines Schmerzes, den Sie durch Tasten herausgefunden haben, keineswegs immer übereinstimmt mit dem Bereich, der Ihnen sonst weh tut.

• Tasten Sie bei Nacken- oder Armschmerzen auch die Schultern ab (Grafik Seite 36). Oft ist eine Schulter, vor allem vorn an der Kugel, sehr stark druckschmerzhaft, obgleich scheinbar der ganze Arm weh tut. Der Schmerz strahlt also nur aus.

Erkunden Sie sich selbst

Nun zu den Fragen (modifiziert nach H. Frisch), die wir uns bei allen Beschreibungen von Beschwerden stellen werden, mit Beispielen möglicher Antworten:

Wie ist der Schmerz?
Dumpf und bohrend, hell und scharf, schneidend, allmählich zunehmend, also anschwellend.

Was tut weh?

Die Schmerzwahrnehmung

Gelenke, die äußere Gelenkkapsel, ihre Verstärkungsbänder und die in sie einmündenden Sehnen. Ferner die außerordentlich schmerzempfindliche Knochenhaut, auch die Muskeln können weh tun. Ebenso manche Hautabschnitte, in die ein Schmerz aus der Tiefe des Körpers ausstrahlt.

Wann tritt der Schmerz auf?
Zum Beispiel als »Anlaufschmerz« am frühen Morgen oder als nächtlicher Dauerschmerz. Nach längerem Sitzen, durch eine gleichförmige Körperhaltung, bei der Arbeit als Belastungs- und Ermüdungsschmerz, als Bewegungsschmerz, ferner beim Husten und Pressen als Stauchungsschmerz.

Wodurch entsteht der Schmerz?
Durch Fehlhaltung und Fehlbelastung, durch Überbeweglichkeit oder Einschränkung der Beweglichkeit
einzelner Wirbel, durch Muskelermüdung, durch Dehnung oder Stauchung, Muskel- oder Sehnenzug. Als
Spätfolge eines Unfalls. Durch Kälte und Feuchtigkeit.

Womit reagiert der Körper auf den Schmerz?
Das Gewebe antwortet auf Störfaktoren mit verschiedenen Graden von Entzündung, also vor allem mit
Schwellung, Wärme, Rötung – und natürlich mit
Schmerz. Schmerzende Bereiche versucht der Körper
ruhigzustellen; dadurch kommt es zu einer automa-
tisch ausgelösten starken Muskelspannung. Der Körper
»erfindet« auch Ausweichbewegungen und Ausweichhaltungen, die viel Muskelkraft beanspruchen. Dadurch
ermüden manche Muskeln und werden kraftlos. Andere stehen unter einer Dauerspannung und verkürzen
sich, das bedeutet, daß sie ihre Dehnfähigkeit verlieren.
Doch nun zu den einzelnen Beschwerden, und hier
vor allem zu jenen, die am häufigsten vorkommen
und uns im Zusammenhang mit dem Rücken am meisten plagen.

*Ausweichbewegungen und
Ausweichhaltungen*

Kopfschmerzen

Da auch Kopfschmerzen durch Rückenprobleme entstehen können, werden sie hier beschrieben.

**Selbstmassage bei Kopf-
schmerzen (Seite 34).
Ertasten Sie die knöcher-
nen Höcker am Hinterkopf
und massieren Sie sie mit
dem Daumen quer zum
Muskelansatz.**

Der typische Migräne-
schmerz
Eine ausführliche Beschreibung des Krankheitsbildes mit
Behandlungsmöglichkeiten
finden Sie auf Seite 27.

Wie ist der Schmerz?
Ein einengendes Druckgefühl
um den ganzen Kopf, aber
auch halbseitig mit Druckschmerzen hinter den Augen,
als träten diese aus den Höh-
len. Oft pulsierend.

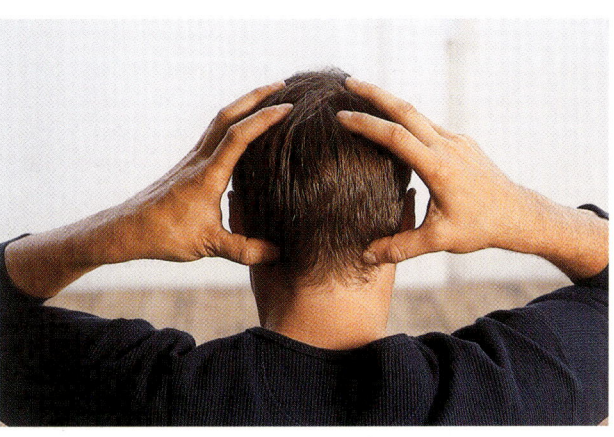

Oft schmerzt nur eine Kopfseite

Was tut weh?
Oft nur eine Seite des Kopfes, aber auch der ganze Kopf kann schmerzen. Die Kopfhaut ist berührungsempfindlich, die Augen tun weh. An den Schläfen und über der Nasenwurzel finden sich oft schmerzhafte Punkte; der Schmerz kann sich manchmal durch Druck bessern.

Drei häufige Formen von Kopfschmerzen:

- *Migräne*
- *Kopfschmerzen, bedingt durch die Halswirbelsäule*
- *Spannungskopfschmerz*

Wann tritt der Schmerz auf?
Periodisch! Bei Frauen oft mit der Menstruation. Kein Dauerschmerz, eher anfallsweise. Beginnt häufig am Morgen, endet nach ein bis drei Tagen, oft abends.

Wodurch entsteht der Schmerz?
Vermutlich durch eine kurzzeitige Gefäßverengung mit einer Zunahme der Spannung in der Wand wichtiger Kopfarterien. Dieser Gefäßverengung folgt eine Erweiterung der Gefäße, wodurch die Schmerzen möglicherweise ausgelöst werden.

Müdigkeit, Schwindel und Brechreiz

Womit reagiert der Körper auf den Schmerz?
Mit einem allgemeinen Krankheitsgefühl und starker Müdigkeit, mit Lichtscheu, Schwindel und Brechreiz.

Kopfschmerzen, bedingt durch die Halswirbelsäule
Ausführliche Beschreibung des Halswirbelsäulensyndroms mit Behandlungsmöglichkeiten finden Sie auf Seite 29.

Wie ist der Schmerz?
Es besteht ein Druckgefühl, das über den Hinterkopf zieht, außerdem bestehen Spannungsschmerzen vom Hinterkopf bis in die Stirn, ein Klammergefühl um den ganzen Kopf und ein Druckgefühl auf den Augen. Auch Schwindel, Ohrensausen, Augenflimmern. Im Extremfall können Schluckbeschwerden auftreten.

Die Halswirbelsäule als Schmerzquelle

Was tut weh?
Häufig der Hinterkopf. Vor allem die beiden Hinterhauptshöcker rechts und links der Wirbelsäule, die oft sehr druckschmerzhaft sind, manchmal aber auch nur einseitig weh tun. Ferner schmerzen die Dornfortsätze der Halswirbelsäule in der Mittellinie des Halses oder

ein knöcherner Wirbelquerfortsatz, der neben den kräftigen Halsmuskeln, die als Stränge zum Hinterhaupt führen, in der Tiefe tastbar ist.

Wann tritt der Schmerz auf?
Oft abhängig von der Kopfhaltung, zum Beispiel bei starker Rückneigung in Verbindung mit Drehung. Besonders typisch ist seine Verstärkung während der Nacht, ganz besonders durch Bauchlage. Aber auch in Seitenlage mit zu geringer Unterpolsterung des Kopfes. Er verstärkt sich auch beim Sitzen, zum Beispiel beim Autofahren oder beim Sitzen mit überstreckter Halswirbelsäule bei zu hoch stehendem Bildschirm. Gefährlich sind auch Nähmaschine nähen, Rennrad fahren und Malerarbeiten an der Zimmerdecke.

Schmerzen am Hinterkopf, häufig nachts

Wodurch entsteht der Schmerz?
Durch Abnützung, die vor allem an den kleinen Wirbelgelenken der Halswirbelsäule zur Bildung von Knochenleisten und Randzacken führt. Abhängig von der Kopfhaltung können sie die Kopfdurchblutung beeinträchtigen. Ferner durch Druck von sich herauswölbenden **B a n d s c h e i b e n** der Halswirbel auf Bänder, Wirbelgelenke und Nerven. Durch Zug verhärteter und verkürzter Nackenmuskeln am Hinterhaupt. Aber auch durch eine Blockierung benachbarter Wirbel, die zu einer Einschränkung der Beweglichkeit und zu Schmerzen führen kann.

B a n d s c h e i b e n :
Die elastischen, knorpeligen Scheiben sitzen zwischen den Wirbeln, um sie wie Stoßdämpfer vor Druck zu schützen.

Womit reagiert der Körper auf den Schmerz?
Nacken- und Halsmuskeln verspannen sich in dem Bemühen, die schmerzauslösende Bewegung auszuschalten. Kopfdrehungen und Seitneigung sind meist durch Schmerz eingeschränkt oder sogar völlig unmöglich, was zum Beispiel beim Rückwärtsfahren mit dem Auto spürbar wird. Schonhaltungen bilden sich heraus: Der Betreffende dreht sich sehr typisch mit dem ganzen Oberkörper, er trägt den Kopf behutsam wie ein rohes Ei.

Beobachten Sie Schonhaltungen Ihres Körpers

Spannungskopfschmerz
Ausführliche Beschreibung des Krankheitsbildes mit Behandlungsmöglichkeiten finden Sie auf Seite 32.

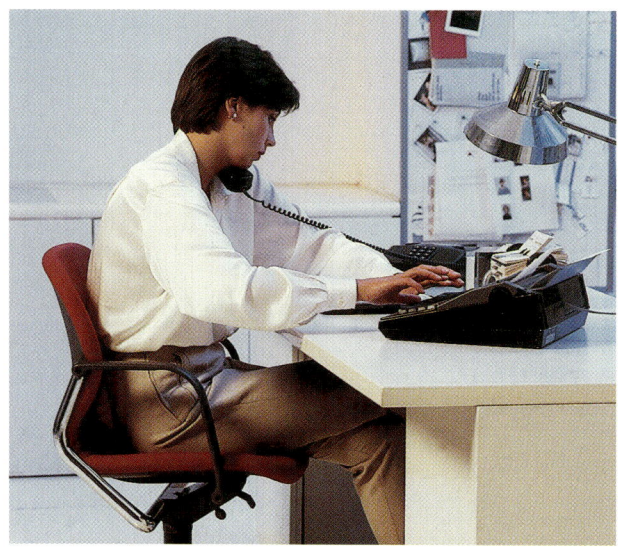

Beim Sitzen leidet die Wirbelsäule, besonders bei falscher, einseitiger Haltung und durchhängendem Kreuz.

Wie ist der Schmerz?
Ähnlich wie beim Halswirbelsäulensyndrom: dumpf und beengend, so, als wäre die Kopfhaut zu eng gespannt. Manchmal pochend, so, als sei der Blutdruck im Kopf höher als im übrigen Körper.

Was tut weh?
Vom Nacken aufsteigend besonders der Hinterkopf. Auch die Augen und die Augenhöhlen über der Nasenwurzel sind druckempfindlich.

Wann tritt der Schmerz auf?
Bei körperlicher und psychischer Belastung, zum Beispiel bei Lärm, Bildschirmarbeit, angestrengtem Zuhören, schlechtem Sehen, aber auch durch Schlaflosigkeit, Angst und unter dem Druck unbewältigter Probleme.

Wodurch entsteht der Schmerz?
Durch Spannungszunahme der gesamten Hals- und Nackenmuskeln. Oft durch krasse und schnelle Blutdruckveränderung. Durch seelischen Leidensdruck, der im Körper Reaktionen auslöst, die zu einer allgemeinen Spannungserhöhung führen.

Bei körperlicher und geistiger Belastung

Womit reagiert der Körper auf den Schmerz?
Mit Steifheitsgefühl im Nacken-Kopf-Bereich. Mit Abgeschlagenheit, dem Gefühl der Überlastung, unter Umständen auch mit Müdigkeit und einem starken Ruhebedürfnis.

Schmerzen in Nacken, Schulter und Arm

Das Schulter-Arm-Syndrom

Ausführliche Beschreibung des Krankheitsbildes Schulter-Arm-Syndrom mit Behandlungsmöglichkeiten finden Sie auf den Seiten 33 und 36.

Wie ist der Schmerz?
Er kann dumpf und bohrend, aber auch hell und schneidend, sowie brennend sein. Oft schwer abgrenzbar, je nach betroffener Gewebsstruktur.

Was tut weh?
Die schulter- und nackenbedeckenden Muskeln wie auch Knochenvorsprünge des Oberarmkopfes, vor allem Sehnenansätze, Gelenkkapseln und Bänder. Ein stechender Schmerz in der Tiefe der Vorderseite der Schulterkuppe kann Hinweis auf eine gereizte Sehne des Bizeps sein. Etwa eine Handbreit unterhalb der Schulterkuppe kann der Deltamuskel, der die Schulterkuppe bedeckt, an der Außenseite des Oberarms einen Schmerz an der Knochenhaut verursachen.

Muskeln, Sehnen und Bänder können schmerzen

Wann tritt der Schmerz auf?
Oft nachts beim Liegen. Es ist dann unmöglich, auf der schmerzenden Schulter zu liegen. Beim Sport, wobei vor allem Schwimmen den Schmerz verstärkt. Tätigkeiten wie Tapezieren, Scheuern, Reiben – etwa beim Fensterputzen – wirken ebenfalls schmerzverstärkend. In den Mantel zu schlüpfen oder die Schürze zu binden wird oft fast unmöglich.

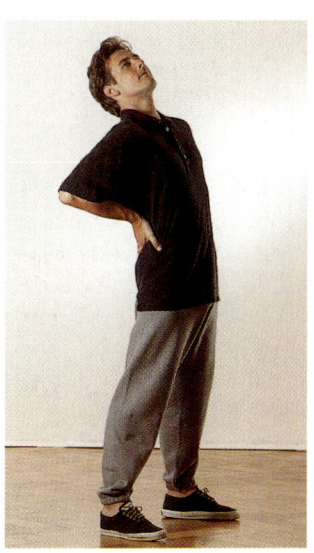

Wodurch entsteht der Schmerz?
In erster Linie durch Sehnenzug der Schulter-Nacken-Muskeln an der Knochenhaut des Oberarmkopfes. Hier enden Muskeln, die von den Schulterblättern und von der seitlichen Rumpfwand kommen und den Arm bewegen, ihn vor allem nach hinten ziehen. Auch der Bizeps, der den Arm im Ellenbogengelenk beugt, ist oft beteiligt. Sind diese Muskeln überanstrengt und verspannt, entsteht ein entzündlicher Reiz besonders der Knochenhaut, der sehr schmerzhaft ist.

Oft tut schon Räkeln und Dehnen dem Rücken gut.

Womit reagiert der Körper auf den Schmerz?
Mit einer massiven Bewegungseinschränkung. Die Schmerzblockierung kann so stark sein, daß ein Anheben des Armes nicht mehr möglich ist. Es bilden sich Ausweichbewegungen heraus, zum Beispiel das Überstrecken des Rumpfes nach hinten beim Heben des Armes: Der ganze Körper hilft mit.

Die Bewegung ist eingeschränkt

Schmerzen im Brustraum

Hier läßt sich unterscheiden zwischen Nervenschmerzen und Schmerzen, die durch Fehlhaltungen des Rückens entstehen.

Der statisch bedingte Brustwirbelsäulen-Schmerz
Ausführliche Beschreibung der Krankheitsbilder Rundrücken, Scheuermannsche Krankheit und Flachrücken sowie Behandlungsmöglichkeiten finden Sie auf den Seiten 40 und 41.

Mögliche Ursachen für Schmerzen im Brustraum:

- *Rundrücken*
- *Scheuermannsche Krankheit*
- *Flachrücken*
- *Zwischenrippen-Neuralgie*

Wie ist der Schmerz?
Dumpf und bohrend, oft auch brennend, unter den Schulterblättern manchmal anfallsweise stechend.

Was tut weh?
Vor allem die Gelenkverbindungen zwischen Rippen und Wirbelquerfortsätzen. Doch auch die Rippen-Brustbein-Verbindungen vorne am Rumpf können, vor allem bei krummer Rundrückenhaltung, einen Stauchungsschmerz auslösen. Auch die überanstrengte Rückenmuskulatur tut weh.

Schmerzen nach längerem Sitzen

Wann tritt der Schmerz auf?
Bei langem Sitzen, aber auch in Abhängigkeit von Bewegung, zum Beispiel bei Seitneigen oder Drehen des Rumpfes. Der Schmerz ist manchmal einseitig betont und kann sich durch ein Zusammensinken des Brustkorbs und der Gesamthaltung sehr verstärken, wobei dann der ganze Rücken weh tut. Richtet man sich kurzzeitig auf, um sich zu strecken, läßt der Schmerz vorübergehend nach.

Wodurch entsteht der Schmerz?
Durch Blockierungen oder Verklemmungen, durch kleine Verschiebungen in den Gelenkverbindungen zwischen den Rippen und den Wirbelquerfortsätzen. Bei einem Rundrücken durch Verspannungen in der den Körper aufrichtenden Muskulatur, aber auch durch Muskelermüdung. Bei einem Flachrücken durch die Stauchung der zu senkrecht stehenden Wirbelsäule (Grafiken Seite 40).

Womit reagiert der Körper auf den Schmerz?
Mit Fehlhaltungen und »In-sich-Zusammensinken« des
Brustkorbs. Mit Muskelhartspann und Muskelhärten,
eingelagert im Muskel als schmerzhafte Knoten (Myo-
gelosen). Bei Rundrücken mit schneller Ermüdung
der überdehnten Muskulatur, bei Flachrücken mit Verspannungen zwischen den Schulterblättern.

*Fehlhaltungen des
Brustkorbs, Ermüdung,
Verspannung*

Die Zwischenrippen-Neuralgie

Beschreibung des Krankheitsbildes mit Behandlungsmöglichkeiten finden Sie auf Seite 43.

Wie ist der Schmerz?
Stechend, hell und schneidend – ein Nervenschmerz.

Was tut weh?
Der gesamte Versorgungsbereich des gereizten Nervs
kann weh tun, also der zu diesem Nerv gehörende
Brustabschnitt. Gereizte Zwischenrippennerven können aber auch Organschmerzen vortäuschen, da sie als
»gemischte Nerven« auch organversorgende Fasern mit
sich führen. So können zum Beispiel Herzschmerzen
oder -stiche entstehen, obwohl das Herz gesund ist.

*Schmerz durch
Nervenreizung*

Wann tritt der Schmerz auf?
Er kann ein Dauerschmerz sein, in Ruhe sogar stärker
werden, oder nur bei Husten, Niesen oder Pressen auftreten oder durch tiefes Atmen ausgelöst werden.

Wodurch entsteht der Schmerz?
Durch Einengung der Nervenwurzeln bei ihrem Austritt aus der Wirbelsäule.

Womit reagiert der Körper auf den Schmerz?
Mit einer möglichst weitreichenden Ruhigstellung des
Brustkorbs, vor allem durch eine flache Atmung.

Schmerzen im Kreuz

Damit sind sehr tief, über Kreuz- und Steißbein
sitzende Schmerzen gemeint, aber auch solche der
Lendenwirbelsäule bis hinauf zu ihrem Übergang in
den Brustbereich.

Der statisch bedingte Kreuzschmerz

Ausführliche Beschreibung der Krankheitsbilder mit Behandlungsmöglichkeiten finden Sie auf Seite 45.

Wie ist der Schmerz?

Abhängig vom Grad einer Bandscheibenvorwölbung und des dadurch entstehenden Drucks auf die betroffenen Strukturen kann der Schmerz dumpf und bohrend sein, aber auch ziehend und ins Bein ausstrahlend. Hier kann er sich auch als Kribbeln, »Ameisenlaufen« oder Taubheitsgefühl äußern. Ein stechender Bewegungsschmerz ohne Ausstrahlung entsteht durch eine Blockierung oder Lockerung des Bandscheibengefüges, durch die es zu einer Reizung der kleinen Wirbelgelenke kommt.

Was tut weh?

Meist die unteren Wirbel der Lendenwirbelsäule am Übergang zum Kreuzbein. Auch die Bänder und Gelenkkapseln der kleinen Wirbelgelenke können schmerzen, ebenso ein festes Band, das die Wirbelsäule in ihrer gesamten Länge begleitet und teilweise mit ihren knöchernen Anteilen und den Bandscheiben in Verbindung steht.

Wann tritt der Schmerz auf?

Sehr variabel, je nach Sitz des Schadens: meist bei Bewegung oder einer bestimmten Körperhaltung, vorzugsweise beim Bücken, manchmal auch beim Überstrecken in ein starkes Hohlkreuz. Nachts ist der Schmerz meist schwächer. Er kann sich nach längerer Ruhe als Anlaufschmerz, etwa morgens beim Aufstehen (durch die Druckbelastung in der Senkrechten), wieder beträchtlich verstärken. Oft gibt es schmerzfreie Perioden, die Stunden bis Tage dauern können.

Wodurch entsteht der Schmerz?

Durch Druck einer sich in den Wirbelkanal herauswölbenden Bandscheibe oder eines abgerissenen oder herausgedrückten kleinen Bandscheibenteiles, das vor allem auf Nervenwurzeln, aber auch auf Bänder und Knochenhaut drücken kann. Bei einer Lockerung der Bandscheiben können geringgradige Verschiebungen

---

Mögliche Ursachen für Kreuzschmerzen:

- *Statische Haltungsfehler*
- *Arthrose der Wirbelgelenke*
- *Bandscheibenvorfall*
- *Hexenschuß*
- *Ischias*
- *Gelenkspaltblockierung*

Kreuzschmerzen sind außerordentlich variabel

Druck auf die Bandscheiben

der kleinen Wirbelgelenke, der Wirbelbogengelenke, entstehen, die ebenfalls weh tun. Schmerzhaft ist aber auch die massive Abwehrspannung der Muskulatur.

Womit reagiert der Körper auf den Schmerz?
Mit dem Versuch, den Schmerzbereich ruhigzustellen und in einer bestimmten Entlastungshaltung zu fixieren. Oder durch ein reflektorisches Ausschalten der an der Schmerzentstehung beteiligten Muskeln, wodurch ein scheinbar »gelähmtes« Gefühl entstehen kann, das sich bis ins Bein herunterziehen kann.

Schmerz bei Wirbelsäulenarthrose
Veränderungen an den Knorpeln und Knochenanteilen der Wirbel kommen in allen Abschnitten der Wirbelsäule vor. Sie entstehen im Bereich der Halswirbelsäule ebenso wie im Bereich der Lendenwirbelsäule. Da sie dort am häufigsten vorkommen, wird ihr Schmerzbild nur an dieser Stelle dargestellt. Ausführliche Beschreibung des Krankheitsbildes mit Behandlungsmöglichkeiten finden Sie auf Seite 46 und 51.

Knorpelveränderungen in den Wirbeln von Hals-, Brust- oder Lendenwirbelsäule

Wie ist der Schmerz?
Meist nicht heftig, eher unterschwellig wahrnehmbar. Abhängig von Grad und Ort vorhandener Knorpel-Knochen-Veränderungen. Bei Druck auf die Bänder ziehend, bei Druck auf die Nervenwurzel stechend, auch ischiasähnlich bohrend, mitunter tief und dumpf.

Was tut weh?
Die betroffenen Wirbelgelenke, deren Gelenkkapseln, gereizte Bänder und verspannte Muskulatur.

Wann tritt der Schmerz auf?
Er ist unterschwellig meist vorhanden, oft unabhängig von Bewegung, kann aber durch Gelenkverschiebungen zunehmen. Entzündlich gereizte Gelenke können ihn sehr verstärken, so daß sich keine entlastende Stellung mehr finden läßt.

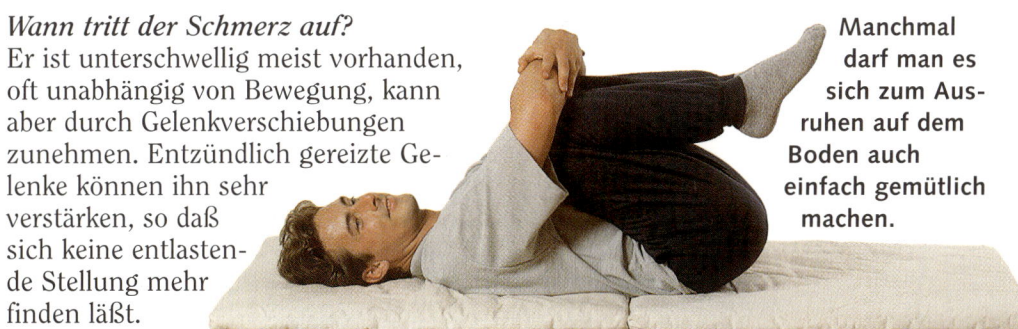

Manchmal darf man es sich zum Ausruhen auf dem Boden auch einfach gemütlich machen.

eglichkeit der
:ke, aber auch
Blockierungen

Wodurch entsteht der Schmerz?

Durch Überbeweglichkeit der betroffenen Wirbelgelenke, Bänderzerrungen, Kapselreizungen, Dehn- und Stauchungsschmerzen, durch zu großes Gelenkspiel, durch mögliche Gelenkblockierungen.

Womit reagiert der Körper auf den Schmerz?

Mit unbewußten fortlaufenden Versuchen der Muskulatur, das überbewegliche Gelenk zu korrigieren und in seiner Position zu halten. Mit einer hohen Spannung der Rückenstreckmuskeln. Mit dem Versuch von Ausweichbewegungen in ein zu großes Hohlkreuz, das sich im Sitzen dann aus Mangel an Halt rund nach hinten herauswölbt.

Ischiasschmerz

Ausführliche Beschreibung des Krankheitsbildes mit Behandlungsmöglichkeiten finden Sie auf Seite 47.

Wie ist der Schmerz?

Reißend, ziehend und unangenehm quälend wie Zahnschmerzen. Ist er gering, kann er sich auch wie ein Muskelkater anfühlen, als sei die Muskulatur am Gesäß und am Bein zu kurz und zu straff gespannt.

I s c h i a s n e r v :
Der Hüftnerv ist der
dickste Nerv des Körpers
und versorgt vom Gesäß
aus Bein und Fuß.

Was tut weh?

Der Gesäßmuskel, manchmal nur an einem Punkt und nur auf Druck. Oft auch dumpf und diffus in der Tiefe. Der **I s c h i a s n e r v** kann jedoch auch in seiner gesamten Länge weh tun, also vom Gesäß an der Beinrückseite und der Wade entlang bis zum äußeren Knöchel.

Wann tritt der Schmerz auf?

Schmerzen bei Bewegung,
Kälte verschlimmert

Bei Bewegung. Vor allem beim Bücken, zum Beispiel beim Schuhanziehen oder beim Anheben des gestreckten Beines aus der Rückenlage. (Das Anheben des gestreckten Beines wird als Test, nach Lasègue, benutzt, um festzustellen, ob der Ischiasnerv an einem Schmerzzustand beteiligt ist.) Der Schmerz kann sich bei Kälte verstärken, zum Beispiel im nassen Badeanzug oder beim Schwimmen in kaltem Wasser, auch durch Stauchung bei Husten und Niesen.

Wodurch entsteht der Schmerz?
Durch Druck auf die Nervenwurzel an jener Stelle, an
der der Nerv aus dem Wirbelkanal austritt. Hierdurch
entzündet sich die Nervenwurzel, quillt auf und wird
an ihrer Austrittsstelle noch stärker eingeengt.

Womit reagiert der Körper auf den Schmerz?
Je nach Schmerzgrad: im akuten Schmerzanfall mit
einer fixierten Zwangshaltung, die ganz »in sich ver-
schoben« wirken kann, mit Hinken. Mit einer Abwehrspannung der Rückenmuskulatur und einer möglichen
Schwächung der Muskelkraft im Bein.

Schmerzen bei Hexenschuß
Ausführliche Beschreibung des Krankheitsbildes mit
Behandlungsmöglichkeiten finden Sie auf Seite 47.

Wie ist der Schmerz?
Sehr heftig, plötzlich auftretend, bohrend und reißend
und den ganzen Lendenwirbelsäulenbereich beherr-
schend, so daß man nicht mehr unterscheiden kann,   *Blitzartig auftretender*
was im einzelnen weh tut. Er läßt in Ruhe und bei   *Schmerz*
Wärme etwas nach, ist aber unterschwellig immer vorhanden und reagiert bei der kleinsten Bewegung.

Was tut weh?
Der gesamte Lendenwirbelsäulenbereich bis ins Gesäß.
Manchmal strahlt der Schmerz auch in beide Beine
aus. Er kann so heftig sein, daß er Übelkeit auslöst.

Wann tritt der Schmerz auf?
Oft beim Aufrichten nach längerem Arbeiten in gebück-
ter Haltung. Auch durch Heben mit gleichzeitiger
Drehung, beim Be- und Entladen des Kofferraumes.
Beim Springen, bei Sportarten mit Rumpfbeugung   *Auch in Ruhehaltung,*
und -drehung. Gefährlich sind auch das Ein- und Aus-   *Bewegung verschlimmert*
steigen aus einem niedrigen Sportwagen. Ein Hexen-
schuß verstärkt sich bei Bewegung, ist aber meist so
stark, daß er auch in Ruhe sehr quälend sein kann.

Wodurch entsteht der Schmerz?
Durch Druck einer Bandscheibe oder eines abgerissenen Bandscheibenteils auf eine Nervenwurzel.

Womit reagiert der Körper auf den Schmerz?
Mit einer sofort einsetzenden reflektorischen Fixierung
– oft kann man sich nicht mehr aufrichten und muß
in einer bizarr verschobenen Haltung verharren. Meist
löst sie sich erst nach mehreren Tagen.

Schmerzen bei Bandscheibenvorfall
Ausführliche Beschreibung des Krankheitsbildes mit
Behandlungsmöglichkeiten finden Sie auf Seite 44.

Wie ist der Schmerz?
Abhängig von der Größe des Vorfalls und der Stelle, an
der er sich abspielt, heftig bohrend, manchmal aber
auch ziehend und ins Bein ausstrahlend. Es kann zu
ischiasähnlichen Schmerzen oder nur zu Kribbeln,
aber auch zu einem Taubheitsgefühl im Bein kommen.

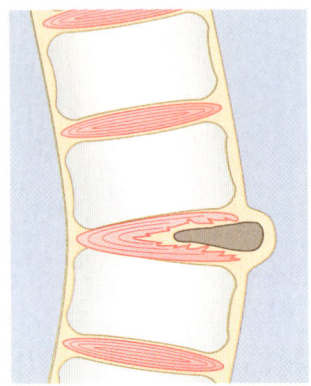

**Bandscheibenvorfall:
Durch die Krümmung
der Wirbelsäule wird der
weiche Bandscheiben-
kern nach hinten in den
Wirbelkanal hinein
gedrückt.**

Was tut weh?
Alle Strukturen, auf die die herausgewölbte Bandscheibe oder von ihr abgerissene Teilstücke (Sequester)
drücken: Nervenwurzeln, zum Beispiel des Ischiasnervs, Gelenkkapseln und Bänder. Auch die beteiligte
Muskulatur schmerzt.

Wann tritt der Schmerz auf?
Oft bewegungsabhängig. Es gibt schmerzfreie Interval-
le und Körperhaltungen. Schwierig sind: das morgendliche Aufstehen, gebeugtes Stehen, etwa bei der Mor-
gentoilette, und Bewegungsübergänge vom Sitzen
zum Stehen und umgekehrt. Besonders schmerzhaft
sind auch das Ein- und Aussteigen beim Auto, länge-
res Autofahren sowie Husten und Niesen.

*Die Bewegungen sind
immer mehr eingeschränkt*

Wodurch entsteht der Schmerz?
Durch Druck der geschädigten Bandscheibe auf ihre
Umgebung. Sehr heftig wird der Schmerz, wenn sich
ein abgerissenes Bandscheibenteilchen in ein Nerven-
austrittsloch setzt und die Nervenwurzel einklemmt.

Womit reagiert der Körper auf den Schmerz?
Mit Abwehrspannung der Muskulatur, mit Schonhaltungen, mit reflektorischem Ruhigstellen – ähnlich
wie beim Hexenschuß, aber nicht so plötzlich, son-

dern allmählich. Immer mehr Bewegungen fallen aus: Bük-ken, das Anheben eines Beines oder Gartenarbeit werden zunehmend schwieriger und schließlich unmöglich. Bei einem unglücklich gelagerten Bandscheibenvorfall kann es sogar zu echten Lähmungen kommen: Dann läßt sich der Fuß nicht mehr anheben und es treten Blasen- und Mast-darmschwierigkeiten auf.

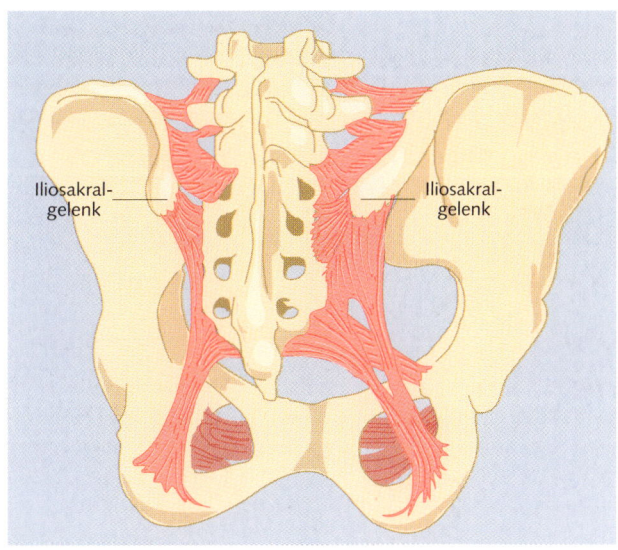

Schmerzen in der Kreuz-bein-Darmbein-Fuge

Ausführliche Beschreibung des Krankheitsbildes mit Be-handlungsmöglichkeiten finden Sie auf Seite 52.

Der Beckengürtel von hinten: Beckenschaufeln, Kreuzbein und Sitz-knochen werden durch Bänder verbunden.

Wie ist der Schmerz?
Unterschiedlich, oft stechend, aber nicht in die Tiefe, sondern oberflächlich, oft in die Leiste ausstrahlend.

Was tut weh?
Der Gelenkspalt zwischen Kreuz- und Darmbein mit den umgebenden Bändern, außerdem die Knochen-haut der angrenzenden Beckenknochen; insbesondere ein gut tastbarer Höcker jeweils rechts und links neben den sichtbaren Grübchen auf dem Kreuzbein.

Oft strahlt der Schmerz aus

Wann tritt der Schmerz auf?
Meist bewegungsabhängig, oft bei längerem Sitzen oder Stehen, auch beim Heben und Tragen.

Wodurch entsteht der Schmerz?
Durch Reizung dieses Bereiches, insbesondere der Knochenhaut und der Bänder. Durch zu große Beweg-lichkeit oder Verklemmung dieses Gelenkspaltes.

Bänder und Knochen-haut sind gereizt

Womit reagiert der Körper auf den Schmerz?
Mit einer Schonhaltung, mit dem Versuch, schmerz-hafte Bewegungen einzuschränken.

So wird der Rücken behandelt

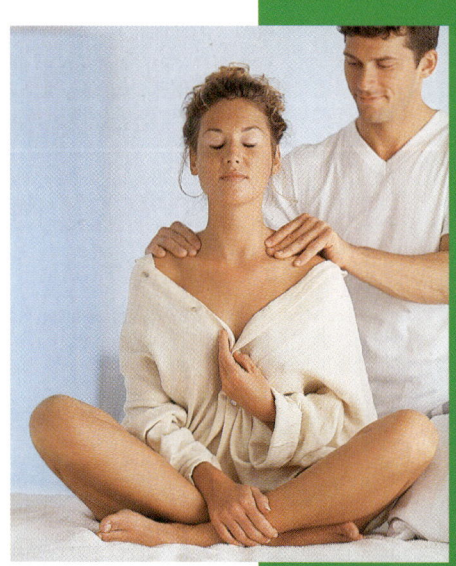

Wie sind nun die individuellen Beschwerden einzustufen, Ihre Schmerzen im Nacken, die Stiche bei einem tiefen Atemzug, die Schmerzen beim Aufstehen nach langem Sitzen oder am Morgen, wenn man sich steif und mühsam aus dem Bett quält?
In diesem Kapitel erläutere ich Ihnen die Ursache dieser schmerzhaften Veränderungen, ich sage Ihnen, was hilft und was Sie selbst dagegen tun können und welche Behandlungsmöglichkeiten es gibt.

Beschwerden im Bereich von Kopf und Nacken

Da sich die verschiedenen Formen von Kopfschmerzen durchaus überlagern können, gelten für sie, gleichgültig welcher Herkunft, gemeinsame Grundregeln der Behandlung – so haben Migränepatienten häufig auch Probleme mit ihrer Halswirbelsäule (Seite 29).

Die Schmerzen überlagern sich

Migräne

Daß die Migräne in erster Linie eine Gefäßreaktion wichtiger Kopfarterien ist, wissen Sie bereits aus dem Schmerzbild (Seite 13). Die Kopfarterien werden durch eine plötzlich auftretende Gefäßspannung mit Verengung und Druckanstieg im Inneren beeinträchtigt, wobei jedoch offenbar erst der spätere Druckabfall – die Erweiterung der Gefäße durch Entspannung – den Migränekopfschmerz auslöst.

Typisch für Migräne ist ihr meist einseitiges Auftreten. Frauen sind davon häufiger betroffen als Männer. Sie tritt auch oft in Verbindung mit der Periode auf. Mitunter findet sie sich gehäuft in einer Familie, zumindest scheint die Neigung zu Gefäßverkrampfungen anlagebedingt zu sein – ob sich dies nun in Migräne äußert, in Asthma oder Angina pectoris, der anfallsweisen Verengung der Herzkranzgefäße. Sicher spielt bei Migräne auch eine psychische Labilität eine gewisse Rolle. Es leiden jedenfalls nicht die seelischen »Kraftprotz-Typen« darunter, sondern jene Menschen, die es im Leben mit allem etwas schwerer haben.

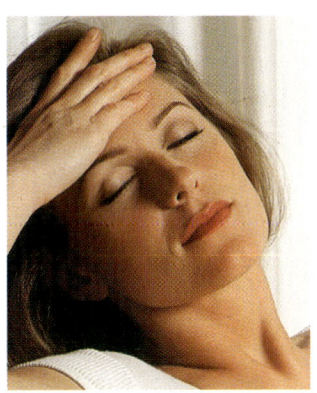

Einen nahenden Anfall spüren viele Migränepatienten schon einige Stunden vorher.

Behandlungsmöglichkeiten

Grundregeln:
• Möglichst nicht auf dem Bauch schlafen, in Rücken- oder Seitenlage keine Nackenrolle, sondern ein kleines, festes Kissen benutzen (Seite 55, Foto Seite 37).
• Radfahren oder zügiges Spazierengehen, also viel Bewegung an der frischen Luft, aber ohne Erfolgsdruck.
• Die Körperhaltung korrigieren, vor allem im Sitzen (Seite 56).
• Oft besteht ein Zusammenhang zwischen Migräne und Magen, eine kleine Mahlzeit vor dem eigentlichen

Die Halswirbelsäule darf nicht zu stark abknicken

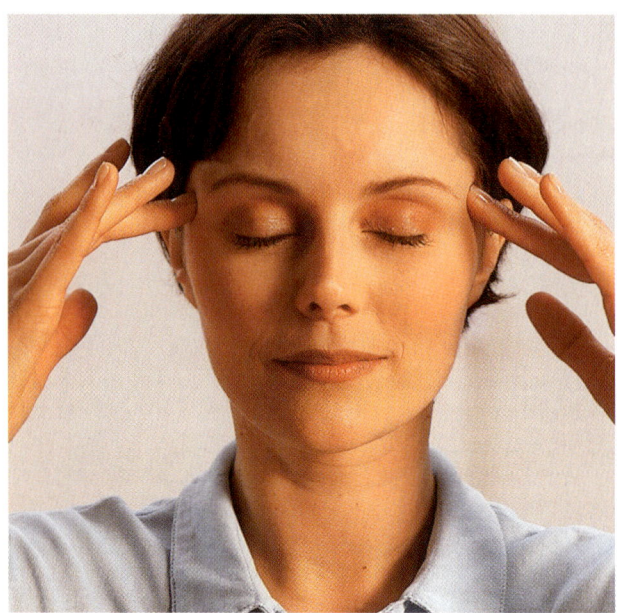

Manchem Kopfschmerz-
geplagten hilft sanftes
Zirkulieren an den
Schläfen oder über der
Nasenwurzel.

T I P

Seien Sie vorsichtig
beim Kopfstand;
das zu Kopf
steigende Blut kann
die Migräne unter
Umständen sogar
auslösen.

Anfallsbeginn, den man meist kommen spürt, kann manchmal helfen. Essen Sie auch gegen einen gewissen Widerwillen an – oft genügt schon etwas Traubenzucker oder ein kleines Gebäck.

Das können Sie selbst tun:
• Bei einem akuten Anfall feuchtkühle Kompressen auf Stirn und Augen oder in den Nacken legen. Sie müssen selbst ausprobieren, was Ihnen angenehm ist und am ehesten Linderung bringt.
• Kalte Unterschenkelgüsse nach Kneipp (Seite 73).
• Akupressur. Schon ein Zirkulieren mit den Mittelfingern auf den Schläfen neben den Augen, dort, wo sich eine natürliche kleine Mulde befindet, kann Erleichterung bringen. Probieren Sie aus, welche Zirkulationsrichtung Ihnen am besten hilft. Wichtig ist nur, daß beide Hände mit weichem Druck in gleicher Richtung zirkulieren. Auch ein Zirkulieren über der Nasenwurzel hilft manchmal. (Seite 88).
• Autogenes Training (Seite 78).
• Yoga (Seite 78).

So können Therapeuten helfen:
• Krankengymnastische Anwendungen: Bindegewebsmassage, eine weiche Nackenmassage, auch eine Massage an Stirn, Schläfen oder der Kopfhaut wird oft als angenehm empfunden. Lymphdrainage; sie hilft besonders gut bei Quellungen um den siebten Halswirbel, aufsteigend bis zum Kopf. Krankengymnastik – siehe bei wirbelsäulenbedingten Kopf- und Nackenschmerzen (Seite 31, 83).
• Akupunktur (Seite 87).
• Vom Frauenarzt abklären lassen, ob Hormonstörungen vorliegen.
• Hämatogene Oxidationstherapie (Seite 90).

Das Halswirbelsäulensyndrom

Da die Halswirbelsäule zu den beweglichsten Teilen der Wirbelsäule gehört – was sich aus ihrer Funktion ergibt, den Kopf in alle Richtungen drehen zu können –, sind hier die Verschleißmöglichkeiten außerordentlich groß. Dies gilt besonders für ihre unteren Abschnitte, die an die wesentlich weniger bewegliche Brustwirbelsäule angrenzen. Gerade in diesem Bereich treten Scher- und Schleuderkräfte auf, die die Bandscheiben der Halswirbelsäule stark strapazieren.

Wenn die Bandscheiben sich abnutzen

Eine weitere Gefahr für die Halswirbelsäule ergibt sich aus dem vergleichsweise großen Gewicht des Kopfes. Dies halten die Bandscheiben normalerweise zwar aus, aber durch Fehlhaltungen und Fehlbelastungen kann die Halsmuskulatur oft nicht ausreichend arbeiten. Teile ermüden und schwächen sich ab; so kann sich das relative Gewicht des Kopfes auf die Halswirbelsäule um ein Vielfaches vergrößern. Jeder, der einmal eine Halskrawatte (Foto Seite 30) tragen mußte (zum Beispiel nach einem unfallbedingten Schleudertrauma), hat danach sicherlich gespürt, wie schwer der Kopf sein kann, wenn die volle Kraft der Halsmuskeln fehlt.

Die Folge von Haltungsfehlern

Ursache für den Bandscheibenverschleiß im Halswirbelsäulenbereich kann auch eine starke Überstreckung des Halses sein, die sich aus einer schlechten Körperhaltung ergibt. Hierdurch werden die Bandscheiben in diesem Bereich zusätzlich starken Druckbelastungen ausgesetzt, die sie verformen, so daß sie schließlich vorne dicker als hinten sind. Das ist zum Beispiel bei Menschen mit einem Rundrücken der Fall. Sie müssen die Halswirbelsäule stark vorschieben und das Kinn anheben, um noch gerade nach vorne sehen zu können.

Veränderungen von Knorpel und Knochen

Bewegungs- und Haltungsprobleme schaden nicht nur den Bandscheiben (Kasten), sondern führen darüber hinaus zu einer vermehrten Knochenreizung, durch die sich Randzacken und Knochenspangen bilden. Viele Menschen stellen dann mit Erstaunen fest, daß es beim Drehen des Kopfes in ihrer Halswirbelsäule knirscht, als sei Sand im Getriebe, was häufig nicht mit Schmerzen verbunden ist. Oft führen diese Knorpel-Knochen-Veränderungen jedoch zu spürbaren Störungen, da sie die Wirbellöcher einengen, die den

So kann sich ein Halswirbelsäulensyndrom äußern:

- *Kopfschmerzen*
- *Nackenschmerzen*
- *Schmerzen in Schulter und Arm*
- *Schwindel, Hörstörungen, Augenflimmern*
- *Taubheit von Arm oder Fingern*

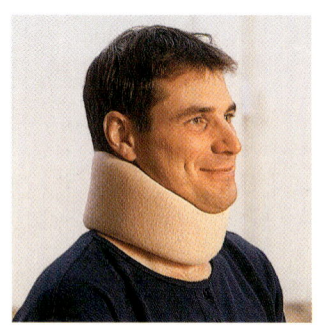

Bei Verletzungen der Halswirbelsäule – etwa nach einem Auffahrunfall – muß oft eine Halskrawatte getragen werden.

Typisch: Schmerzen auf einer Seite, bewegungsabhängig

Bei Kopfschmerzen, Nackenschmerzen und nächtlichem Einschlafen der Hände

knöchernen Kanal für den Durchgang der Kopfblutgefäße und Nervengeflechte bilden. Auch die Blutversorgung des Kopfes hängt also von dem guten Funktionieren der Halswirbelsäule ab. Zudem ist die Halswirbelsäule verantwortlich für die Nervenversorgung der oberen Körperregionen, da aus dem Halsmark auch Nervenfasern austreten, die für Schultern, Arme und Hände zuständig sind.

So kann ein Halswirbelsäulensyndrom eine Vielzahl von Beschwerden verursachen: Kopfschmerzen, Nackenschmerzen, in Schulter und Arm ausstrahlende Schmerzen, aber auch Schwindel, Hörstörungen, Augenflimmern und das Einschlafen von Armen und Fingern – einem pelzigen Gefühl – vor allem nachts.

Der steife Hals

Oft ist die Halsbewegung schmerzhaft eingeschränkt, meist aber nur zu einer Seite. Zum Beispiel kann das Seitneigen des Kopfes Schwierigkeiten machen, wobei es sich sowohl um einen Stauchungsschmerz (entsteht immer auf der Seite der Bewegungsrichtung) als auch um einen Dehnungsschmerz (tritt auf der Gegenseite auf) handeln kann. Für den Halswirbelsäulenschmerz typisch ist jedenfalls seine Bewegungsabhängigkeit, vor allem bei falschem Liegen in der Nacht.

Behandlungsmöglichkeiten

Im folgenden sind alle Behandlungsmöglichkeiten zusammengefaßt bei Schmerzen, die ihre Ursache im Halswirbelsäulenbereich haben, unabhängig davon, ob es sich um Kopfschmerzen, Nackenschmerzen oder das nächtliche Einschlafen der Hände handelt.

Grundregeln:
• Nicht auf dem Bauch schlafen, zur stabilen Lagerung des Kopfes während der Nacht ein festes Kissen verwenden (Seite 55, Foto Seite 37).
• Korrektur der Alltagsbewegungen, zum Beispiel auch beim Autofahren oder am Arbeitsplatz (Seite 56).

Das können Sie selbst tun:
• Lockerung der verspannten Nackenmuskeln durch Wärme. Probieren Sie aus, was Ihnen am angenehm-

sten ist: ein Heizkissen, eine feuchtwarme Kompresse, Fango- und Moorpackungen (Seite 75) oder die heiße Dusche, deren Strahl Sie möglichst hart einstellen und ihn so heiß wie möglich auf Ihren Nacken prasseln lassen sollten. Je gezielter Sie den Schmerzpunkt erreichen, desto wirksamer ist die Wärmeanwendung.
• Bei starken Bewegungsschmerzen hilft oft eine vorübergehende Ruhigstellung durch eine gutsitzende Halskrawatte, eventuell nur für die Nacht.
• Autogenes Training (Seite 78).
• Yoga (Seite 78).
• Bäder mit Heilkräuterzusätzen (Seite 73).

So können Therapeuten helfen:
• Krankengymnastische Anwendungen: Übungen zum Erlernen der aktiven Streckung der gesamten Wirbelsäule und der Aufrichtung des Beckens, durch die sich die Haltung der Halswirbelsäule bessert, was den Schultergürtel entlastet. Lockerung blockierter Wirbelgelenke und Stabilisierung überbeweglicher Abschnitte. Lockerung der Nackenmuskeln durch Dehnung, Wärme (zum Beispiel Fangopackungen), Massage. Training der überdehnten und dadurch geschwächten Halsmuskeln. Übungen zur Korrektur der Halswirbelsäulenstellung. Falls nötig, manuelle Extension (das Ausüben von Zug) an der Halswirbelsäule zur intensiven Druckschmerzentlastung.
• Chiropraktik oder manuelle Therapie (Seite 86).
• Akupunktur (Seite 87).
• Neuraltherapie (Seite 89).

Darauf sollten Sie achten:
Zu intensive Gymnastik für die Halswirbelsäule, zum Beispiel Kopfkreisen und -rollen, schadet ebenso wie starkes Rückwärtsneigen des Kopfes.
Das Abknicken der Halswirbelsäule nach hinten in jedem Fall vermeiden. Nur sehr flach schwimmen – also mit gestrecktem Körper – zum Beispiel kraulen. Rückenschwimmen ist für Ihre Wirbelsäule gesünder als Brustschwimmen mit gekrümmter Halswirbelsäule. Beim Radfahren aufrecht sitzen (Lenker hoch genug einstellen). Vorsicht beim Nähen mit der Nähmaschine. Dies alles gilt auch für Spannungskopfschmerzen.

T I P

Viele Menschen sitzen im Auto zu niedrig. Machen Sie den Test: Halten Sie einen Daumen unters Kinn und senken Sie das Kinn etwas, so daß sich die Halswirbelsäule streckt. Wenn Sie dann immer noch gute Sicht haben, ist Ihr Sitz hoch genug, andernfalls sollten Sie ein festes Kissen unterlegen.

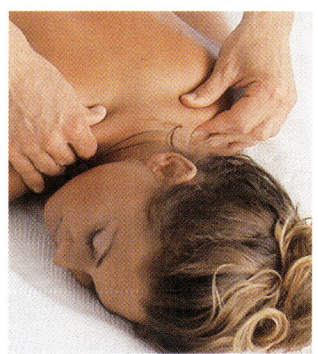

Mit Wärme und sanfter Massage lassen sich verspannte Nackenmuskeln wieder lockern.

T I P

▼

Bewegen Sie sich viel an der frischen Luft. Das lockert auch innerlich und entspannt damit Leib und Seele. Auch regelmäßiges Ruhen im Freien wirkt allgemein entspannend.

Auf dem Bauch zu liegen, sollte die Ausnahme bleiben. Für Wirbelsäule und Muskeln sind Rücken- und Seitenlage gesünder.

Spannungskopfschmerz

Hierbei sind häufig die Nackenmuskeln in den allgemeinen Spannungszustand des gesamten Rückens einbezogen. Meist tut nicht nur der Kopf weh, sondern auch die Kopfhaut, ganz besonders am unteren Schädelrand. Dieser Kopfschmerz wird weitgehend zu den psychosomatischen Beschwerden gezählt, da seine Ursachen die vielfältigsten Wurzeln haben: sowohl körperliche Überlastung, zum Beispiel konzentriertes schnelles Autofahren, schlechtes Sehen, Bildschirmarbeit, Lärm als auch unbewältigte Probleme, Angst oder Schlafschwierigkeiten. Deshalb sollte man nach Möglichkeit erst die eigentliche Ursache der erhöhten Spannung herausfinden, ehe man therapeutische Entscheidungen trifft.

Behandlungsmöglichkeiten

Grundregeln:
• Richtige Schlafstellung, keine Bauchlage (Seite 55), richtige Lagerung des Kopfes (Foto Seite 37).
• Eigene Kontrolle der Haltung und, wenn nötig, Haltungskorrektur. Beckenaufrichtung, um den Schultergürtel zu entlasten (Seite 56).
• Leichte Kost. Lieber mehrere kleine Mahlzeiten am Tag als drei große.
• Warme Bäder mit entsprechenden Zusätzen – Kräuter oder Meeresschlick (Seite 73).
• Kniegüsse nach Kneipp (Seite 73).

Das können Sie selbst tun:
• Autogenes Training (Seite 78).
• Yoga, mit Betonung von Atmung, Entspannung und »entspannter Konzentration«. Versuchen Sie, das Erlernte in den Alltag zu übernehmen (Seite 78).
• Jazzgymnastik oder Tanz, alles, was in dieser Richtung Freude macht.
• Akupressur an den Kopfschmerzpunkten (Seite 28, 88).
• Versuchen Sie, die Ursache der inneren Spannungen herauszufinden. Manchmal setzt man sich selbst »unter Druck«. Eine Änderung der Arbeitssituation kann eventuell helfen,

manchmal braucht man aber auch fremde Hilfe, um aus einer Belastungssituation herauszukommen.

So können Therapeuten helfen:
• Krankengymnastische Anwendungen: Wie bei den durch die Halswirbelsäule bedingten Kopfschmerzen müssen zunächst die statischen Voraussetzungen zur Haltungsentlastung des Schultergürtels geschaffen werden. Entspannend wirken weiche Massagen des Nackens, der Stirn, der Schläfen, manchmal auch der Kopfhaut sowie Dehnungen durch Zug mit den Händen an der Halswirbelsäule und Muskeldehnungen. Atemübungen, kombiniert mit aktiver Entspannung. Sie wird, gerade bei allgemein verspannten Menschen, oft erst über eine konzentrative maximale Anspannung erreicht. Eine Nachruhe in einer Fangopackung entspannt und führt oft zu erfrischendem, kurzem Schlaf.
• Akupunktur (Seite 87).
• Neuraltherapie (Seite 89).
• HOT (Hämatogene Oxydationstherapie). Sie vermag das Allgemeinbefinden zu verbessern und den ganzen Menschen zu aktivieren. Eine solche »Umstimmung« kann auch entspannend wirken (Seite 90).

Darauf sollten Sie achten:
• Keine intensive Gymnastik der Halswirbelsäule, nur flach mit gestreckter Wirbelsäule schwimmen (Seite 31).

Nacken-Schulter-Arm-Schmerz, bedingt durch die Halswirbelsäule

Tritt eine Bandscheibenvorwölbung im unteren Bereich der Halswirbelsäule auf, drückt sie vor allem auf Nerven, die für den Nacken-Schulter-Arm-Bereich zuständig sind. Dabei kann der Schulter-Arm-Schmerz so in den Vordergrund treten – zumal er oft in die Hand ausstrahlt –, daß man als Laie gar nicht auf die Idee kommt, daß er auch von der Halswirbelsäule ausgehen könnte.
Die aus dem Halsmark kommenden Nerven führen auch Fasern mit, die für die Durchblutung, Ernährung und Schweißsekretion von Arm und Hand zuständig sind. Darum kann die Hand sich sogar richtig

Mit der richtigen Haltung die Schulter entlasten

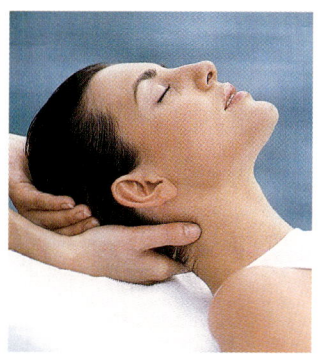

Bei einer sanften Massage des Hinterkopfs können sich auch Hals- und Nackenmuskeln entspannen.

Die überbewegliche Halswirbelsäule
Sie kann Folge einer anlagebedingten Bänderschwäche, aber auch einer zu intensiven Wirbelsäulengymnastik oder eines zu häufigen »Einrenkens« sein.
Viele Übungen lockern das Gefüge der Halswirbelsäule sehr stark, zum Beispiel das Kopfkreisen und -rollen, oder Übungen, bei denen der Kopf maximal in den Nacken gedrückt wird, und bereiten so den Bandscheibenverschleiß vor. Auch Wirbelblockierungen können zu einer Überbeweglichkeit der benachbarten Wirbelsegmente führen, da der Körper auf diese Weise versucht, die Gesamtbeweglichkeit zu erhalten.

geschwollen und dick anfühlen, auch feucht und bläulich sein. Ein Kribbeln oder Taubheitsgefühl der Finger kann ebenso dazugehören.
Bei diesen Beschwerden sind die Nackenmuskeln meist bretthart verspannt und sehr schmerzhaft. Auf Druck schmerzempfindlich sind oft auch die beiden knöchernen Hinterhauptshöcker, die jeweils etwa zwei Fingerbreit hinter dem Ohr am unteren Rand des Kopfes gut zu tasten sind. Durch die Halswirbelsäule verursachte Schulter-Arm-Schmerzen befallen meist jüngere Menschen, sie können aber auch Folge eines Unfalls (Schleudertrauma) oder einer überbeweglichen Halswirbelsäule sein (Kasten).

Behandlungsmöglichkeiten

Grundregeln:
• Hier gelten alle Vorschläge zur Selbsthilfe, wie sie bei den halswirbelsäulenbedingten Kopfschmerzen gemacht wurden (Seite 30), also nicht auf dem Bauch sondern nur in Rücken- oder Seitenlage und mit dem Kopf auf einem festen Kissen schlafen und beim Sitzen auf die richtige Höhe achten. Denn die Schmerzursache ist die gleiche, nur der Ort der Störung an der Halswirbelsäule ist ein anderer: Befindet er sich im Bereich der unteren Halswirbelsäule und am Übergang zur Brustwirbelsäule, dann liegen die Beschwerden mehr im Schulter- und Armbereich; liegt er höher, wirkt sich das mehr in Richtung Kopf aus.

Beim Schlafen auf die richtige Lage achten

Das können Sie selbst tun:
• Reiben Sie die schmerzenden Muskelansatzstellen an den Hinterhauptshöckern immer wieder mit Eis ab (Seite 75). Sie können sie auch selbst etwas massieren: Legen Sie dazu beide Hände mit gespreizten

Eisbehandlung und Selbstmassage von Nacken- und Schultermuskeln

Fingern an den Hinterkopf, so, als wollten Sie ihn umgreifen. Die Daumen liegen dann genau am unteren Kopfrand (Foto Seite 13). Wenn Sie mit dem Kopf eine kleine Nickbewegung machen, so spüren Sie die Ansatzpunkte dieser von Nacken und Hals heraufziehenden Muskeln sehr gut. Massieren Sie diese Stellen nun kräftig mit dem Daumen quer zum Muskelverlauf direkt am Kopf.
• Dehnen Sie immer wieder die Schultermuskeln (Seite 65). Kontrollieren und korrigieren Sie Ihre Kopfhaltung immer wieder vor dem Spiegel (Seite 57 und 58).
• Nacken und Schulter können Sie gut selbst massieren, wenn Sie sich so auf einen Sessel oder ein Sofa setzen, daß Sie den betroffenen Arm bequem auf die Rückenlehne von Sessel oder Sofa auflegen. Die Nakken- und Schultermuskeln sind dann entspannt und können mit der anderen Hand, die vor dem Körper herübergreift, massiert werden. Tasten Sie nach Knoten und Strängen in der Muskulatur und bearbeiten Sie diese kräftig.
• Lassen Sie die heiße Dusche mit möglichst hartem Strahl auf die Hauptschmerzpunkte von Schulter und Nacken prasseln, so daß eine massierende Wirkung zustande kommt.
• Sauna wirkt allgemein muskelentspannend (Seite 76).
• Yoga (Seite 78).
• Autogenes Training (Seite 78).

So können Therapeuten helfen:
• Krankengymnastische Anwendungen: Haltungskorrektur vom Becken bis zum Hals. Dehnung der Halswirbelsäule, um verklemmte Wirbel zu mobilisieren. Muskeldehnung, aktiv und passiv. Zug am Schultergelenk ausüben, um die Gelenkkapsel zu dehnen, da der Arm oft sehr fest gehalten und zu wenig bewegt wird. Massage in Kombination mit Muskeldehnung und Muskelspannung (isometrisch). Training der Schulter-Arm-Nacken-Muskulatur. Fangopackungen. Manuelle Therapie (Chiropraktik) für die Halswirbelsäule mit anschließender Stabilisation durch krankengymnastische Übungen. An besonderen Schmerzpunkten Elektrotherapie: Ultraschall.

TIP

In Schwimmbädern gibt es Einlaufrohre, vor deren Strahl Sie sich stellen können, um die massierende Wirkung auszunutzen.

Mechanische Behandlungsmethoden

Schultergelenk mit herunterhängendem (links) und angehobenem Arm. Bei der Bewegung des Schultergelenks fängt der Schleimbeutel die Reibung ab. Der Knochenvorsprung ist bei Schulterschmerzen sehr druckempfindlich.

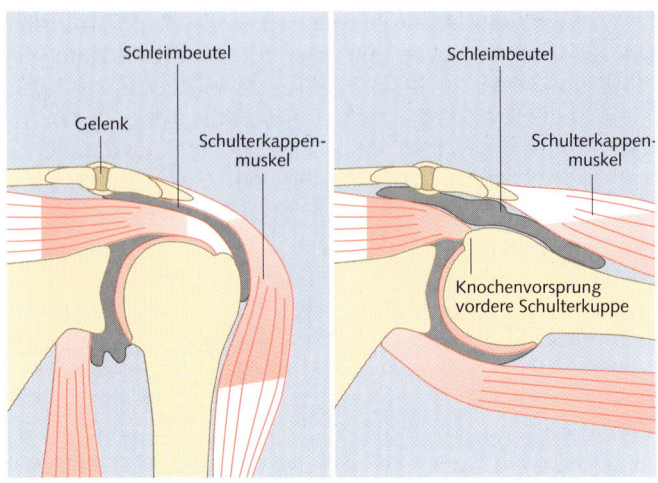

Darauf sollten Sie achten:
Auch hier gilt das auf Seite 31 Gesagte: keine intensive Gymnastik der Halswirbelsäule (Kopfkreisen, Kopfrollen), die Halswirbelsäule nicht überstrecken und den Kopf beim Schwimmen, Radfahren oder Nähen mit der Nähmaschine nicht nach hinten abknicken lassen.

Der funktionelle Schulter-Arm-Schmerz
Bei dieser Sonderform des Schulter-Arm-Schmerzes steht die verantwortliche Nacken-Schulter-Muskulatur im Vordergrund, es gehören aber auch Bänder, Sehnen und die Gelenkkapsel des Schultergelenks dazu (Grafik oben). Man spricht deshalb von einer »Schmerzstraße«, die bis in die Finger reichen kann. Der Schmerz

Schmerzen durch Knochenhautreizung

ist ähnlich dem eines Tennisellenbogens (Seite 38) – ein Reizungsschmerz an der Knochenhaut des Oberarmknochens oder an der Vorderseite seiner knöchernen Kugel. Hier sind an einem besonders markanten Höcker, den man gut tasten kann, Sehnen von Rumpf- und Schultergürtelmuskeln angewachsen, die, wenn sie unter Spannung stehen, ihren Zug an diesen Punkt weitergeben, bis er so gereizt ist, daß er schmerzt. Er

Wenn das Anziehen Schmerzen macht

tut dies immer dann, wenn man den Arm bewegt, beispielsweise in einen Ärmel schlüpfen, sein Hemd in die Hose stopfen, einen Reißverschluß hinten am Rock schließen oder eine Schürze binden will.

Die schmerzenden Bewegungen werden vermieden
Der Schmerz, der bei diesen Armbewegungen entsteht, nimmt schließlich so stark zu, daß der Körper sich dagegen wehrt, indem er diese Bewegungen einfach nicht mehr zuläßt. Dauert diese reflektorische Bewegungseinschränkung länger, dann schrumpft die Kapsel des Schultergelenks zunehmend, was zu einer mechanischen Bewegungshemmung führt und im Gefolge davon auch zu einem Rückgang der Schultermuskulatur. Dann kann man die Diagnose bei einem Blick in den Spiegel schon

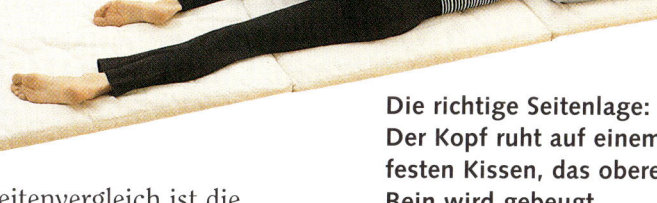

fast selbst stellen: Beim Seitenvergleich ist die betroffene Schulter sichtbar dünner als die gesunde. Nachts auf dem Arm zu liegen wird immer qualvoller, der Schmerz kann sogar so heftig sein, daß man gar nicht mehr schlafen kann.
Auch diesen Schulter-Arm-Schmerz sollte man über den Rücken mitbehandeln, denn ehe die zuständigen Muskeln nicht ihre normale Dehnfähigkeit zurückerhalten haben und auch zu einer Ruheentspannung fähig sind, kann der Reiz und damit der Schmerz nicht nachlassen. Dann jedoch gehört auch eine Behandlung der Gelenkkapsel und der Sehnenansätze dazu.

Die richtige Seitenlage: Der Kopf ruht auf einem festen Kissen, das obere Bein wird gebeugt abgelegt.

Behandlungsmöglichkeiten

Grundregeln:
• Entlastende Lagerung während des Schlafes: In Rückenlage den Arm durch Kissen unterstützen, damit er nicht durch sein Gewicht an der Schulter zieht und sie dadurch reizt. In Seitenlage Kopf und Hals mit einem festen Kissen oder Polster so unterstützen, daß kein Druck auf die Schulter ausgeübt wird. Bei starkem Schmerz den Arm auf ein dickes Kissen lagern, das man sich vor den Körper legt.
• Den Arm auch im Sitzen nach Möglichkeit auflegen, um die Schulter zu entlasten; auch beim Gehen unter Umständen durch eine Schlinge Gewicht abnehmen.

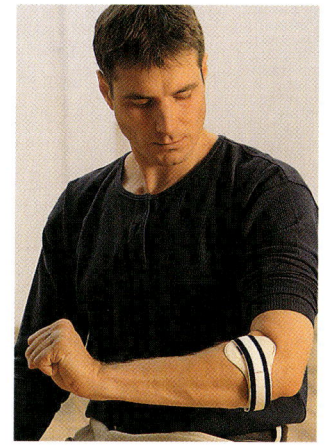

Beim Tennisellenbogen bringt Druck auf den Muskel, auch mit einer Epicondylitisspange, Entlastung.

Das können Sie selbst tun:

Wärme auf Schulterblatt und Nacken, Eis auf die Schmerzpunkte

- Eisauflagen auf die Schmerzpunkte der vorderen Schulterkuppe, jeweils etwa fünf Minuten lang, dann die Schulter massieren und erneut Eis auflegen (Seite 76).
- Bei starkem Wärmebedürfnis feuchtwarme Auflagen (Fango), Heizkissen oder Wärmestrahler auf Nacken und Schulterblattregion; nicht auf die Schmerzpunkte an der Schulterkuppe selbst.
- Selbstmassage der betroffenen Schultermuskeln (Seite 35). Druck mit dem Daumen auf den Schmerzpunkt an der Vorderseite des Oberarmkopfes.
- Durchblutungsfördernde Öle und Salben an der Schmerzstelle und den verspannten Nackenmuskeln einmassieren.

So können Therapeuten helfen:

Den Schultergürtel entlasten

- Krankengymnastische Anwendungen: Haltungskorrektur zur Entlastung des Schultergürtels, Muskeldehnung (Seite 64). Eisbehandlung mit Quermassage an den Schmerzpunkten der Schulterkuppe. Dehnung des Schultergelenkes durch Zug. Mobilisieren des Schulterblattes. Durch aktive Übungen allmähliche Vergrößerung des Bewegungsspielraumes der Schulter.
- Akupunktur (Seite 87).
- Elektro-Akupunktur, wobei verschiedene Punkte des Schulterblatts mitbehandelt werden sollten (Seite 89).
- Neuraltherapie (Seite 89).

Belastung verändert die Muskeln

Über das Verhalten von Muskeln im Falle einer Überanstrengung kann man als grobe Regel sagen:
- Muskeln, die Haltearbeit verrichten, reagieren auf Belastung eher mit erhöhter Spannung und Verkürzung.
- Muskeln, die Bewegungsarbeit leisten, reagieren mit Ermüdung und Schwächung.

Darauf sollten Sie achten:

Manche Sportarten verschlimmern den Schmerz

Tennis, Wurfsportarten, auch das Golfspiel verstärken den Schmerz. Alle Tätigkeiten mit Schub und Druck des Armes nach vorne schaden, ebenso wie das Schwimmen im akuten Stadium.

Der Tennisellenbogen – Epicondylitis

Da Gelenkschäden, die sich funktionell auswirken, meist auch das benachbarte Gelenk in ihre Problematik einbeziehen, gehört sehr häufig zum Schulter-

Arm-Schmerz der Ellenbogenschmerz. Er könnte ebensogut »Hausfrauen-Ellenbogen« heißen, da er generell durch Überanstrengung der den Ellenbogen bewegenden, aber auch der zugreifenden Muskulatur der Hand entsteht. Alles Heben, Stützen, Werfen, Reiben und Wischen, ja sogar Schreiben kann dann zur Qual werden, selbst das Schalten im Auto ist am Ende unmöglich.

Der Schmerzpunkt läßt sich am äußeren Ellenbogenknöchel gut tasten. Eine Behandlung mit Eis (Seite 75) und mit schmerzlindernden Salbenverbänden ist hilfreich. Eine kräftige Massage des Muskels am Unterarm, der sich beim Faustschluß spannt, tut ebenfalls wohl. Bei längerer Belastung dieses Muskels entlastet auch ein kräftiger Druck auf den Muskel mit einer den Arm umgreifenden Spange – einer Epicondylitisspange (Foto Seite 37).

Von Seiten der Therapeuten hilft, wie bei allen Knochenhautreizungen, Ultraschall.

Den Schmerzpunkt mit Eis, Druck und Salben behandeln

T I P

Auch Quarkauflagen können beim Tennisellenbogen helfen. Streichen Sie frischen Quark auf ein Leinentuch und wickeln Sie es um den schmerzenden Arm.

Einige Krankheitsbilder von Rheuma

Eine Form von Rheuma, der Gelenkrheumatismus (das »rheumatische Fieber«), ausgelöst durch denselben Erreger wie Scharlach (durch eine spezielle Art von Streptokokken), äußert sich in Fieber und heftigen Entzündungen an den großen Gelenken, zum Beispiel Knie oder Ellbogen. Die Gelenke sind geschwollen, gerötet, warm und sehr schmerzempfindlich, im Laufe der Jahre sind sie auch in ihrer Form und Funktion eingeschränkt.

Der »primär chronische Gelenkrheumatismus«, der vor allem die kleineren Gelenke befällt, ist ebenfalls schmerzhaft und tritt in Schüben auf. Hierbei handelt es sich vermutlich um eine »Autoimmunreaktion«, der Körper reagiert also allergisch auf einen von ihm selbst gebildeten Eiweißkörper.

Die »rheumaähnlichen Erkrankungen« umfassen alle anderen Schmerzzustände an Gelenken, an Gelenkkapseln und in Muskeln. Ohne daß es sich wirklich um Rheuma handelt, gehört dazu sogar ein Tennisellenbogen, ebenso wie der schmerzhafte »Muskel- oder Weichteilrheumatismus«, über dessen Ursache man nichts Genaues weiß.

Unter dem Begriff Rheuma werden viele verschiedene Krankheiten und Beschwerden zusammengefaßt

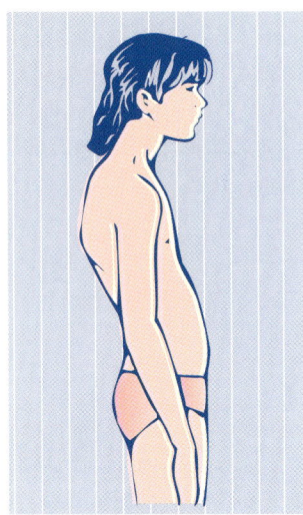

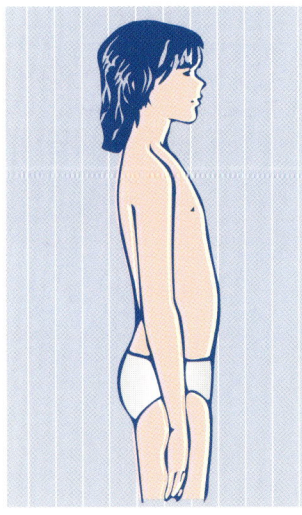

Beim Rundrücken (oben) wird der Kopf fast vor dem Körper getragen. Beim Flachrücken (unten) stehen die Brustwirbel fast senkrecht übereinander. Das ist im Stand schwer zu erkennen, wird aber in der Funktion sehr spürbar.

Beschwerden im Bereich der Brustwirbelsäule

Bandscheibenvorfälle sind im Bereich der Brustwirbelsäule außerordentlich selten. Das hat seinen Grund im knöchernen Bau der Brustwirbelsäule, durch den die Bandscheiben besser abgesichert sind. Nur etwa eine von tausend Bandscheibenoperationen betrifft die Brustwirbelsäule, obgleich auch sie starkem Druck ausgesetzt ist, besonders durch ihre Wölbung nach hinten.

Rundrücken

Ist die Rückenwölbung, wie es bei vielen Menschen mit einer schlechten Haltung der Fall ist, verstärkt, können sich sogar Wirbel in ihrer Form verändern und sich entsprechend der falschen Druckbelastung vorne abflachen. Von der Seite sehen sie dann keilförmig aus wie die Bausteine eines Brückenbogens. Sind solche Verkrümmungen durch knöcherne Verformungen aber erst einmal festgelegt, kann man sie weder durch Gymnastik noch durch andere Maßnahmen beseitigen – die Krümmung bleibt.

Die Muskeln im oberen Rückenbereich
Hier befinden sich wichtige Haltemuskeln für die Streckung der Wirbelsäule und das Aufrechttragen des Brustkorbes, aber auch Bewegungsmuskeln für den Schultergürtel und die Arme. Und so sind bei einem runden Rücken (Grafik links) die Rückenstreckmuskeln wie Drahtseile gespannt, die vorderen Brustmuskeln spürbar verkürzt, vor allem an ihrem Übergang auf die Arme. Die Muskeln zwischen den Schulterblättern jedoch sind durch die Rundung überdehnt und geschwächt, sie haben dem Zug der Brustmuskeln nach vorne nichts entgegenzusetzen.
Eine Rundrücken-Haltung kann auch vorne im Bereich des Brustbeins Schmerzen machen, da hier fast alle Rippen knorpelig mit dem Brustbein verbunden sind und durch eine Fehlhaltung massiv aufs Brustbein drücken. Ein solcher Stauchungsschmerz ist aber relativ leicht durch Streckung der Brustwirbelsäule – also durch Aufrichten – zu beheben.

Scheuermannsche Krankheit

Eine Sonderform des Rundrückens, die auch zu massiven Rückenschmerzen führen kann, bahnt sich bereits in der Pubertät an und wurde früher »Lehrlings-Kyphose« genannt, da sie sich durch schwere körperliche Arbeit verstärkt. Heute heißt sie Scheuermannsche Krankheit oder Adoleszenten-Kyphose, weil sie nicht nur bei Lehrlingen, sondern bei allen Heranwachsenden vorkommt – ob sie nun schwer arbeiten müssen oder krumm in ihrer Schulbank sitzen. Bei dieser Erkrankung bilden sich in den knöchernen Strukturen der Wirbelkörper kleine, weiche Herde, die die Wirbel weniger tragfähig machen und sie bei Belastung durch Tragen, Heben, Springen, aber auch durch falsches Sitzen verformen. Sogar zu Einbrüchen der knöchernen Deckplatten der Wirbel kann es hierbei kommen, was die Wirbel keilförmig verändert und damit auch hier eine völlige Rückenstreckung unmöglich macht. Der Rundrücken bleibt, er ist fixiert. Darum sollte man bei Jugendlichen, die über Rückenschmerzen klagen, besonders, wenn diese bei körperlicher Belastung stärker werden, immer einen Arzt fragen.

Die Krankheit beginnt in der Pubertät

■ **Den Arzt fragen**

Flachrücken

Auch ein Flachrücken (Grafik Seite 40), also ein Rücken, dessen naturgegebene Krümmungen zu schwach ausgeprägt sind, kann Schmerzen verursachen. Gefährdet ist hierbei vor allem die obere Brustwirbelsäule, die durch ihre sehr senkrechte Stellung im Sitzen, Laufen und Stehen fortwährend gestaucht wird. Häufig buckelt sich zum »Ausgleich« für diese Flachstellung die Lendenwirbelsäule stärker heraus. Dadurch können Beschwerden entstehen: Ein Stauchungskopfschmerz, eine überanstrengte, weil unterentwickelte Muskulatur zwischen den Schulterblättern und eine verstärkte Abnutzung der Bandscheiben im Lendenwirbelsäulenbereich, und dies alles tut weh.

Die Rückenlage ist besonders entspannend, wenn Sie die Beine grätschen und ein kleines Kissen unters Kreuz legen.

Behandlungsmöglichkeiten

Grundregeln:
• Kontrollieren und korrigieren Sie ständig Ihre Haltung, vor

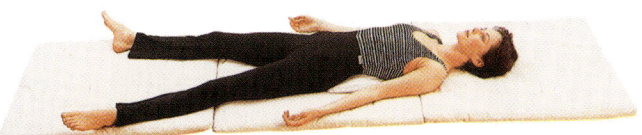

Bei statisch bedingten Brustwirbelsäulen- schmerzen, Rundrücken, Scheuermannscher Krank- heit, Flachrücken

allem das richtige Sitzen. Häufige Spiegelkontrollen (Seite 56).

• Immer wieder versuchen, zur Entspannung des Rückens flach auf dem Boden zu liegen. Dabei die Beine breit grätschen und die Arme schräg vom Körper weg legen. Es darf auch einmal ein Bein aufgestellt werden. Ein flaches Kissen unter dem Kopf ist erlaubt.

• Das Bett sollte flach und fest sein (Seite 55), so daß man immer wieder ausgestreckt auf dem Rücken liegen kann.

• Ebenso häufig flach auf dem Bauch liegen, zum Beispiel im Sommer im Freien beim Sonnenbaden.

• Alle Arbeitsflächen müssen so eingestellt sein, daß man sich nicht darüberbeugen muß. Achten Sie auf die richtige Sitzhöhe (Seite 57). Bei der Arbeit lieber einmal in die Hocke gehen als sich herabbeugen.

Das können Sie selbst tun:

Diese Sportarten trainieren die Wirbelsäule

• Beim Flachrücken viel Bewegung, bei der die Wirbelsäule beansprucht wird, zum Beispiel Tanz, Jazzgymnastik, Ballspiele wie Federball oder Tennis, Schwimmen, vor allem Kraulen.

• Auch für den Rundrücken ist Schwimmen sehr wichtig (Brustschwimmen oder Kraulen). Dies sollte regelmäßig und als Ausdauertraining erfolgen.

• Bei allen statischen Rückenschmerzen ist eine gezielte Wirbelsäulengymnastik hilfreich (Rückenschule).

• Immer wieder Streckübungen in den Tagesablauf einbauen, Kräftigung der Rückenmuskeln (Seite 71).

• Yoga – zum Mobilisieren der Wirbelsäule, zum Dehnen der vorderen Brustmuskeln und zur Beckenaufrichtung und Rumpfstreckung (Seite 78).

• Warme Bäder mit Kräuterzusätzen (Seite 73).

So können Therapeuten helfen:

• Krankengymnastische Anwendungen: Im Vordergrund steht die Korrektur der Beckenstellung. Entwicklung des Haltungsgefühls. Dehnen der verspannten Muskeln, besonders der verkürzten Brustmuskeln. Trainieren der überdehnten und geschwächten Rückenmuskeln, besonders zwischen den Schulterblättern. Mobilisieren und Strecken der Brustwirbelsäule. Entspannung des gesamten Brustkorbes durch

T I P

▼

Sitzen Sie lieber etwas zu hoch als zu niedrig. Stühle müssen die Rückenunterstützung unten am Becken haben und im Kreuz. Ganz ungünstig sind Lehnstühle mit einer hohen Rückenlehne, die den Kopf nach vorne drückt.

aktive Gymnastik, Atemgymnastik, vor allem beim
Flachrücken. Bindegewebsmassage, Wärme (Fango
oder Bestrahlung).
• Behandlung einzelner Schmerzpunkte mit Eis,
Ultraschall, Akupressur und Akupunktur (Seite 87).

Darauf sollten Sie achten:
Beim Radfahren muß die Lenkstange hoch genug
sein; man darf nicht rundgebuckelt darüber »hängen«.
Radrennfahrer haben häufig einen Rundrücken.

*Die richtige Haltung
beim Radfahren*

Zwischenrippen-Neuralgie (Interkostalneuralgie)
Auch in den kleinen Gelenkverbindungen zwischen
Rippen und Wirbeln können durch die Krümmung der
Brustwirbelsäule Verschiebungen und Verklemmungen
entstehen, die heftige und scharf umrissene Schmerzen machen, vor allem bei Bewegung. Sie entstehen
durch Reizung der Wurzeln der jeweils zwischen zwei
Rippen verlaufenden Nerven, die sich bei Verlassen der
Wirbelsäule durch solche Gelenkverschiebungen ent-
zünden können. Die hierdurch entstehenden Schmerzen sind stechend, besonders beim Atmen, außerdem
können Reizungen dieser Nerven, die auch Herz und
Lunge beeinflussen, Herzschmerzen vortäuschen, obgleich das Herz gesund ist.

Behandlungsmöglichkeiten
Ehe sich die Brustwirbelsäule strecken läßt und die
Schultern nach hinten gezogen werden können, muß
man die Brustmuskeln dehnen (Seite 65).

Grundregeln:
• Am wichtigsten ist die Streckung der Wirbelsäule
und das Aufrichten des Brustkorbs (Seite 58).

Das können Sie selbst tun:
• Dehnlagerungen besonders für die schmerzhafte
Seite können entlasten, wenn man sich zum Beispiel –
wie ein Halbmond gekrümmt (Foto Seite 44) – ausgestreckt auf den Rücken legt, die Arme über den Kopf
erhoben. Dabei nur die eigene Atmung beobachten,
das entspannt und vertieft die Atmung.
• Eisabreibungen im Schmerzbereich (Seite 76).

T I P
▼
**Bei allen Formen
von Neuralgien
können Sie zur
Unterstützung
Vitamin B als
Nervennahrung ein-
nehmen. Fragen Sie
hierzu Ihren Arzt!**

*Dehnen in der
Halbmondlage*

T I P

Sogar im Sitzen
können Sie die
Atmung trainieren:
Tief durch die Nase
einatmen und beim
Ausatmen die Luft
ganz langsam »aus-
blasen«, ohne die
Rumpfstreckung zu
verlieren.

In der Halbmondlage
lassen sich die seitlichen
Muskeln ganz entspannt
dehnen.

• Entspannende Bäder, nicht zu heiß, mit Kräuterzusätzen, die den Kreislauf anregen (Seite 73).
• Sauna zur allgemeinen Kreislaufanregung (Seite 76).

So können Therapeuten helfen:
• Krankengymnastische Anwendungen: Mobilisieren
der Brustwirbelsäule. Aufrichten des Brustkorbes
durch Korrigieren der Beckenstellung. Atemgymnastik
und Brustkorbdehnungen. Bindegewebsmassage –
hier sehr wichtig! Eis und Ultraschall an besonders gereizten Punkten, auch am Brustbein.
• Fußreflexzonen-Massage (Seite 86).
• Akupunktur kann hier große Erleichterung bringen
(Seite 87).
• Neuraltherapie (Seite 89).
• Chiropraktik beziehungsweise manuelle Therapie,
falls ein Nerv nicht nur druckbelastet, sondern einge-
klemmt ist (Seite 86).

Kreuzschmerzen

Diesen Begriff fasse ich absichtlich weit, weil das volks-
tümliche Wort »Kreuz« anatomisch oft sehr großzügig
verwendet wird.
Die Schmerzursachen sind in diesem Abschnitt außerordentlich vielfältig, auch wenn sich die Schmerzen
zum Teil sehr ähnlich äußern.

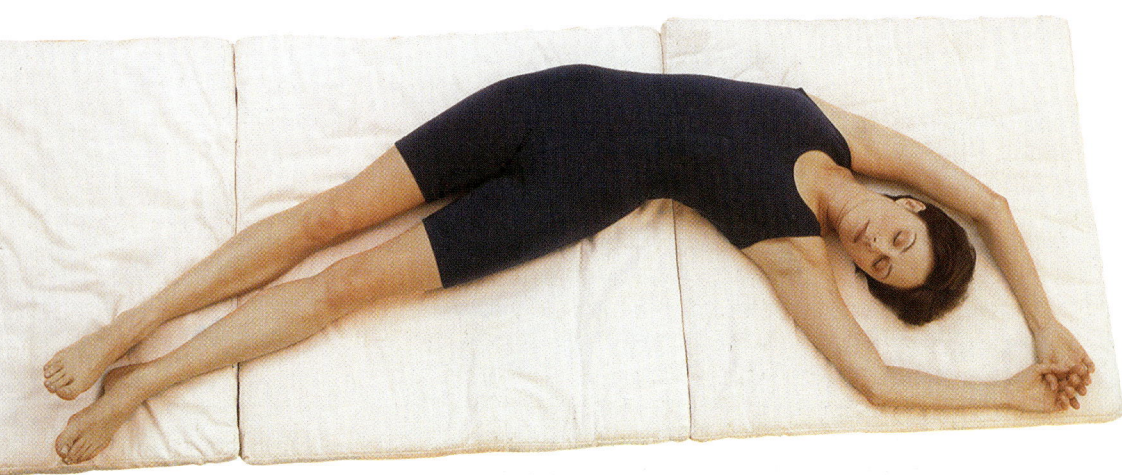

Beschwerden im Bereich von Lendenwirbelsäule und Kreuzbein, bedingt durch die Bandscheiben

Die Schmerzen in der Lendenwirbelsäule sind fast immer von den Bandscheiben abhängig. Das heißt: Ob sich durch eine geschädigte Bandscheibe ein Hexenschuß, Ischiasbeschwerden, Arthroseschmerzen oder stark schwankende, nicht genau lokalisierbare Kreuzschmerzen entwickeln, hängt in erster Linie von der Lage der betroffenen Bandscheibe ab, vom Schweregrad ihres Schadens, von den Strukturen der Wirbelsäule, auf die sie drückt, und letztlich auch von uns selbst: von unserer Haltung, unserer Bewegung und von unserer Tätigkeit.

Bandscheiben sind sehr störanfällig

Da sie die einzigen Teile des Körpers sind, die bereits von früher Kindheit an keine eigene Blutversorgung mehr haben, sind unsere Bandscheiben auf den allgemeinen Saftstrom des umgebenden Gewebes angewiesen. Dieser richtet sich in erster Linie nach dem Druck auf die Bandscheiben, der je nach Körperhaltung schwankt: Die Belastung kann durch eine schlechte Sitzhaltung um das Zehnfache steigen, beim flachen Liegen jedoch stark abnehmen. Daher gibt es Phasen einer starken Flüssigkeitsaufnahme, während der die Bandscheiben sich vollsaugen und prall und dick werden, sowie Phasen starker Druckzunahme, in denen sie regelrecht ausgepreßt werden und an Volumen und Funktionsfähigkeit verlieren. Überwiegen diese Belastungsphasen, altern die Bandscheiben sehr frühzeitig, werden brüchig und laufen Gefahr zu reißen.

Statische Beschwerden im Bereich von Lendenwirbelsäule und Kreuz

Der gallertige Kern der Bandscheiben kann sich herauswölben, er verändert seine Lage entsprechend den wechselnden Druckverhältnissen, die auf die Bandscheiben einwirken. Steht man zum Beispiel lange Zeit gebeugt, werden die Bandscheiben an der Vorderseite zusammengedrückt, ihr hinterer Teil jedoch wird entlastet, so daß der Gallertkern dorthin ausweichen kann. Dadurch wölbt sich die Bandscheibe in den Wirbelkanal und drückt je nach Sitz des Schadens auf Kapseln, Bänder und Nerven. Das geschieht nicht nur beim Bücken, sondern häufig auch bei langem Sitzen mit herausgebuckelter Wirbelsäule. Wenn man dann rund und zusammengerollt schläft, wird diese Verformung der Bandscheiben ein Dauerzustand, ebenso wie der dumpfe Kreuzschmerz, der sich im Sitzen und Stehen wieder einstellt und schließlich beharrlich bleibt.

Dauerschäden durch falsche Sitzhaltung

Arthrose der Wirbelgelenke

Diese Druckbelastung der Bandscheiben hat zur Folge, daß sie immer mehr Flüssigkeit verlieren, dadurch immer flacher werden, ihre Pufferfunktion nicht mehr wahrnehmen, Druck und Stoß auf die Wirbelsäule nicht mehr abfangen können. Die Abflachung lockert das gesamte Gefüge und führt zu einem größeren Gelenkspiel. Diese Überbeweglichkeit erlaubt größere

Bewegungsunabhängige
Schmerzen

Bewegungsausschläge mit verstärkter Reizung der ohnehin schon entzündeten Strukturen, insbesondere der kleinen Wirbelgelenke. Dadurch kann es zu Wirbelgelenkarthrosen (Spondylarthrosen) kommen, aus denen sich Gelenkblockierungen, Knochenspangen und Randzacken bilden können. Im Gegensatz zu bandscheibenbedingten Druckschmerzen sind Arthroseschmerzen bewegungsunabhängig, also auch in Ruhe spürbar, es gibt für sie keine Entlastungsstellungen und -lagerungen.

Bandscheibenvorfall

Ein Bandscheibenstück
drückt auf die Nerven

Wenn sich ein abgerissenes Bandscheibenstückchen oder ein Teil des gallertartigen Bandscheibenkerns in ein Wirbelloch setzt, durch das auch ein vom Ruckenmark kommender Nerv zieht, wird dieser eingeengt und dadurch ständig gereizt: das tut sehr weh. Man spricht dann von einem Bandscheibenvorfall, obgleich sich nur ein Teil der Bandscheibe herauslöst, der sich entweder in den Wirbelkanal herauswölben (= Protrusion) oder als Teilstück abreißen kann (= Prolaps) (Grafik Seite 24). Beides läßt sich oft rückgängig machen, zum Beispiel durch starken Zug an der Wirbelsäule. Der Körper hilft sich aber auch selbst, wenn beispielsweise ein solches Stückchen im Wirbelkanal an eine Stelle wandert, wo es weniger Schmerzen macht und schließlich mit dem umgebenden Gewebe verwächst, wodurch dieser Abschnitt der Wirbelsäule zwar etwas steifer, aber dafür schmerzfrei wird.

Wann ist eine Operation erforderlich?

Operieren muß man erst, wenn beispielsweise der Fuß nicht mehr angehoben werden kann oder gar Blasen- und Darmschwierigkeiten auftreten – wenn sich also neurologische Ausfälle zeigen. Doch das ist erfreulicherweise nur noch selten der Fall; heute muß von tausend Bandscheibenpatienten im Durchschnitt nur noch einer operiert werden.

Hexenschuß

Tritt ein Bandscheibenvorfall sehr plötzlich auf, zum Beispiel beim schnellen Aufrichten aus einer gebückten Haltung, beim Heben mit gleichzeitigem Drehen wie etwa beim Beladen oder Entladen eines Autos, so führt das zu einem blitzartig einschießenden Schmerz, dem Hexenschuß. Er ist auch deshalb so schmerzhaft, weil der Körper auf einen derart heftigen Nervenwurzel-Druckschmerz mit einer automatischen, also reflektorischen maximalen Muskelabwehrspannung reagiert. Damit wird der betroffene Abschnitt der Wirbelsäule vollkommen ruhiggestellt, unabhängig von der Haltung, in der er sich gerade befindet, und sei sie noch so bizarr. Erst mit viel Geduld, Wärme und Ruhe läßt sich diese dann wieder lösen.

Wenn der Schmerz blitzartig auftritt

Ist ein Bandscheibenvorfall erblich?

Der Bandscheibenvorfall selbst oder Ischias ist mit Sicherheit nicht erblich. Was aber vererbt wird, ist die Gewebsqualität: etwa ein zartes Bindegewebe, eine gewisse Bänderschwäche, kräftige oder zarte Muskulatur und der Knochenbau. Hat eine Frau zum Beispiel Krampfadern, so sind sicher ihre Kinder, besonders die Mädchen, ebenfalls gefährdet und sollten hier vorbeugen, beispielsweise mit Stützstrümpfen, mit Kaltwasser-Behandlungen oder Bürstenmassagen. Solche »Bindegewebs-Schwächlinge« sollten besonders auf ihre Haltung achten und die Stützmuskulatur der Wirbelsäule regelmäßig trainieren.

Ischias

Zu den Folgen veränderter Druckverhältnisse der Bandscheiben der Lendenwirbel gehört auch der Ischiasschmerz, der vom Gesäß aus abwärts zieht. Er führt an der Beinrückseite entlang, wandert in der Kniekehle mehr an die Außenseite, zieht durch die Wade und kann sogar den äußeren Knöchel und den Fuß erreichen und dort ein Kribbeln oder ein Taubheitsgefühl verursachen. Auch diese Beschwerden sind mögliche Symptome eines Bandscheibenvorfalls oder einer Herauswölbung im Bereich des Ischiasnervs.

Ursache ist ein Druck auf die Nervenwurzeln im Bereich der unteren Lendenwirbelsäule und am Übergang zum Kreuzbein. Übergangsstellen von beweglichen zu starren Abschnitten der Wirbelsäule sind besonders gefährdet, denn hier wirken vielfältige Kräfte ein: Alle lebhaften Bewegungen des Rumpfes kommen plötzlich zum Stehen – und das hinterläßt »Bremsspuren«. Ischiasschmerzen können sehr variieren, sowohl in der

Variable, ziehende Schmerzen

Schmerzqualität als auch in der Ausdehnung des Schmerzbereiches, sie treten meist einseitig auf. Immer liegen ihnen statische Probleme zugrunde.

Beschwerden in der Kreuzbein-Darmbein-Fuge

Nahtstelle zwischen Becken und Kreuzbein

Ein weiterer empfindlicher Punkt, der Schmerzen machen kann, ist die Nahtstelle zwischen Becken und Kreuzbein. Dort, wo neben dem Kreuzbein zwei Grübchen zu sehen und daneben zwei Höcker zu tasten sind, findet sich ein Gelenkspalt, der die starren Beckenschaufeln mit Hilfe von Bändern gegen das knöcherne Kreuzbein beweglich macht (Grafik Seite 25). Diese Bänder werden zur Vorbereitung einer Geburt hormonell gelockert, wodurch spätere Verschiebungen möglich sind. Die Gelenkspalten – die Iliosakralgelenke – können sich leicht einmal verkanten, weshalb man auch hier von einer schmerzhaften Blockierung spricht. Dieser Schmerz kann bis in die Leiste ausstrahlen. Meist ist es ein Knochenhautschmerz, aber auch die in diesem Bereich zahlreichen Bänder sind sehr schmerzempfindlich.

Erstmaßnahmen bei Hexenschuß und akutem Bandscheibenvorfall

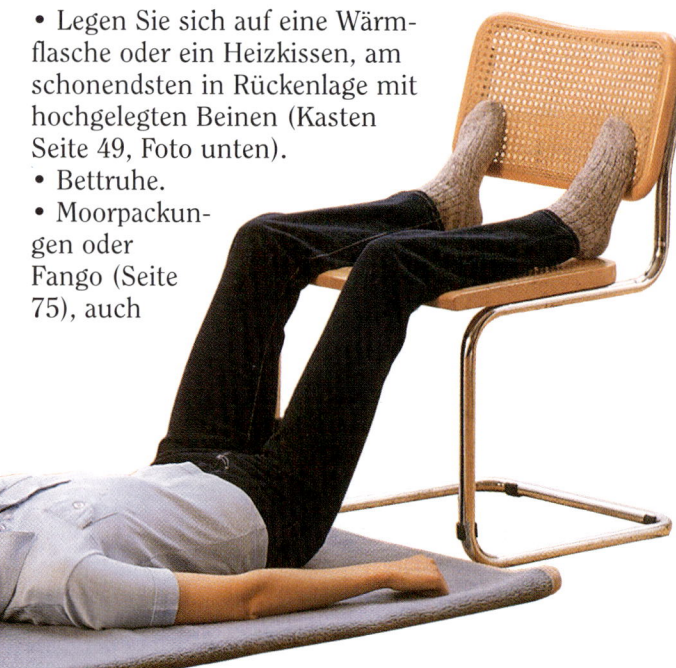

• Legen Sie sich auf eine Wärmflasche oder ein Heizkissen, am schonendsten in Rückenlage mit hochgelegten Beinen (Kasten Seite 49, Foto unten).
• Bettruhe.
• Moorpackungen oder Fango (Seite 75), auch

Bei akuten Rückenschmerzen sollten Sie die Beine im rechten Winkel hochlegen, wobei die ganzen Unterschenkel aufliegen müssen.

in Verbindung mit der Ent-
lastungslagerung.
• Schmerztherapie durch den
Arzt.

Behandlungsmöglichkeiten von Kreuzschmerzen

*Grundregeln für alle
Lendenwirbelsäulen-
probleme:*
• Im Vordergrund stehen die
Beckenaufrichtung und die
Streckung der Lendenwirbelsäule im Sitzen und Stehen.
Ohne eine bewußte Haltungs-
korrektur – vor allem im
Sitzen – wird sich nichts
ändern. Ein herausgebuckelter Rücken überträgt das
gesamte Gewicht des Brustkorbs auf die kleinen
Gelenkflächen der Wirbelsäule, auf die Bandscheiben
und auf die gefährdete Stelle am Übergang der sehr
beweglichen Lendenwirbelsäule zum starren Kreuzbein. Darum muß man lernen, möglichst »druckarm«
zu sitzen (Seite 56).
• Gehen und Bewegen sind weit besser als Sitzen.
Auch an den Gebrauch eines Stehpults denken.
• Das Bett muß ein entlastetes Liegen ermöglichen
(Seite 55). In Rückenlage immer die Beine grätschen
und ein kleines Kissen zur Entlastung unter das Kreuz
legen (Foto Seite 41).
• Bei Ischiasschmerzen warm schlafen, zum Beispiel
mit einer Angora-Leibbinde, unter Umständen auch
einmal tagsüber tragen.
• Die Arbeitsplatzsituation, die Arbeitshaltung sowie
Sitzhöhe und Sitzfläche kontrollieren (Seite 57).

Das können Sie selbst tun:
• Die Lendenwirbelsäule am Morgen noch vor dem
Aufstehen mobilisieren (Seite 62).
• Die heiße Dusche mit konzentriertem Strahl auf
den Schmerzpunkt richten und die Lendenwirbel-
säule mit kleinen Lockerungsübungen durchbewegen.

Lagerung bei akuten Rückenschmerzen
Es gibt zwei Möglichkeiten:
• Auf eine warme Decke beziehungsweise
einen Teppich in Rückenlage auf den Boden
legen, die Unterschenkel auf einen Sessel
legen; in der Leiste und den Knien muß ein
rechter Winkel entstehen.
• Ins Bett legen, das aber nicht nachgeben
darf. Zum Unterlagern aufeinander gestapelte
lose Sesselpolster oder einen mit einem Kissen oder einer Decke abgepolsterten Hocker
verwenden.
Wichtig ist dabei immer der richtige Bein-
winkel und das flach aufliegende Kreuz; es
darf nicht durchhängen!

Grundregeln gelten für alle Schmerzen im Kreuz für:

• *statische Beschwerden*
• *Ischiasschmerzen*
• *Bandscheibenvorfall*
• *Hexenschuß*
• *Arthrose*
• *Schmerzen im Iliosakralgelenk*

Mit Lockerungsübungen die Steifigkeit und den damit verbundenen Schmerz vermeiden

• Warme Bäder mit entspannenden Kräuterzusätzen (Seite 73), während des Bades die Wirbelsäule locker durchbewegen (Seite 63). Nach dem Bad warmhalten.
• Auch Sauna tut gut zur Durchwärmung und Entspannung (Seite 76).
• Schwimmen – aber nur auf dem Rücken, damit die Wirbelsäule nicht überstreckt wird. Das Wasser darf nicht kalt sein, sonst verkrampfen sich die Muskeln.
• Einreibungen mit durchblutungsanregenden Ölen oder Salben sowie das Auflegen durchblutungsfördernder, intensiv wärmender Pflaster wirken schmerzlindernd.
• Ischiasschmerzen können auch durch Eisabreibungen gelindert werden (Seite 76).

Wärme wirkt schmerzlindernd

• Immer wieder entlastende Lagerung mit hochgelegten Beinen (Seite 48 und 49), auch in Verbindung mit Wärme (Wärmflasche, Heizkissen oder Fango).
• Am wichtigsten sind die Haltungskontrolle und ein Haltungstraining. Die Entlastung der Lendenwirbelsäule ist wesentlicher Teil der Behandlung (Seite 56).

So können Therapeuten bei Hexenschuß und Bandscheibenvorfall helfen:

• Krankengymnastische Anwendungen: viel Wärme, Bestrahlungen, Fangopackungen. Sobald die verspannte Muskulatur es zuläßt, Extension (das Ausüben von Zug an der Lendenwirbelsäule), um den Druck auf die Nervenwurzel zu verringern, auch kombiniert mit Wärme (Fango). Wenn der nachlassende Schmerz es zuläßt, kann der Patient die Lendenwirbelsäule behutsam mobilisieren. Das gelingt in der Hängelage meist sehr bald, zum Beispiel in einem Schlingentisch.

Haltungstraining für eine dauerhafte Entlastung der Bandscheiben

Sobald das akute Stadium vorüber ist, muß ein Haltungstraining beginnen, damit die Entlastung der Nervenwurzel von einem »Muskelkorsett« übernommen werden kann. Dieses Haltungstraining ist die Basistherapie für alle bandscheibenbedingten Schmerzen der Wirbelsäule.
• Neuraltherapie zur Lösung der Muskelverkrampfung (Seite 89).
• Akupunktur zur Schmerzlinderung und Muskelentspannung (Seite 87).
• Elektrotherapie (Seite 86).

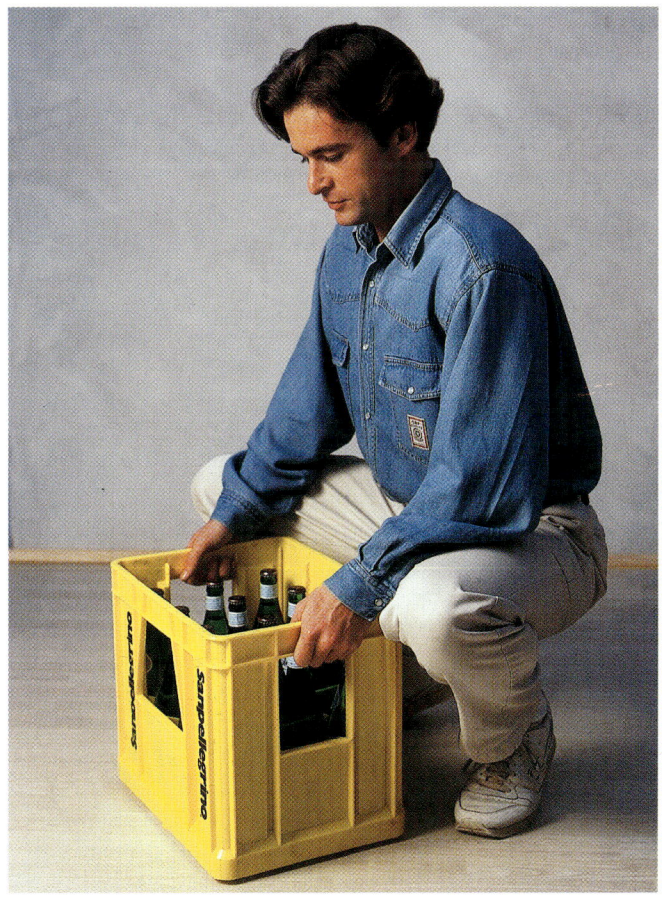

Auch wenn Sie etwas
Schweres heben müssen,
sollte der Rücken
gestreckt bleiben. Nutzen
Sie die Kraft Ihrer Beine!

*So können Therapeuten bei Arthroseschmerzen
helfen:*
• Krankengymnastische Anwendungen: Schmerz-
behandlung punktuell mit Eis, eventuell auch Ultraschall. Stabilisierende Übungen, um Reizpunkte zu
schonen. Bei Blockierungen auch mobilisieren, Haltungstraining zur Entlastung.

*Darauf sollten Sie bei allen Kreuzschmerzen
achten:*
Vermeiden Sie Sportarten, die die Wirbelsäule stauchen
(Seite 81). Vorsicht bei Alltagsbewegungen mit
Beugung und Drehung, zum Beispiel Staubsaugen,
Be- und Entladen des Autos. Vorsicht auch, wenn Sie

*Vorsicht im Alltag
beim Bücken und
gleichzeitigen Drehen*

etwas Schweres heben müssen (Foto Seite 51); nicht bücken, sondern in die Hocke gehen.

Behandlungsmöglichkeiten am Iliosakralgelenk
- Intensives Training der Rückenmuskulatur, besonders für Becken und Hüfte (Seite 67).
- Behandlung der Schmerzpunkte mit Eis (Seite 76).
- Schwimmen mit betont kräftiger Hüft-Bein-Bewegung.
- Krankengymnastische Anwendungen: manuelle Therapien, die Gelenkspaltblockierungen lösen. Mit Eis, punktueller Massagetechnik und Ultraschall die gereizten Knochenränder des Gelenkspaltes behandeln.
- Akupunktur (Seite 87), Akupressur (Seite 88).

Rückenschmerzen und Psyche

Dieser Zusammenhang wird häufig übersehen, dabei sind die Rückenmuskeln diejenigen, die am stärksten von allen Muskeln auf Emotionen reagieren. Dies hat mit eingebildeten Krankheiten oder gar mit Hysterie nichts zu tun. Im Gegenteil! Viele Rückenschmerz-Patienten leiden eher an einem Mangel an »Wurstigkeit«. Sie sitzen sich ständig »selbst im Nacken«: mit Gewissenhaftigkeit, mit Ehrgeiz, mit dem Ziel, sich selbst immer wieder zu übertreffen. Jedes Spiel, jeder Sport gerät ihnen dabei zum Wettkampf statt zur Entspannung. Kein Wunder, daß es in mediterranen Ländern weit weniger Spannungsschmerzen gibt als in unseren Breitengraden. Allein die größere Geselligkeit, die Gabe, Gefühle zu äußern, die größere Spontaneität, mehr Spiel im Sport, das Gewährenlassen von Kindern – all das trägt zur Entspannungsfähigkeit bei und entlastet die Rückenmuskeln.

Die Auslöser sind außerordentlich vielschichtig
Am Arbeitsplatz beispielsweise kann nicht nur eine falsche Arbeitshaltung Rückenschmerzen verursachen, sondern auch ein unangenehmer Chef, ein mißgünstiger Arbeitskollege oder gar die Angst vor einer möglichen Kündigung. Bei einer langen Autofahrt kann ein orthopädisch falscher Autositz ebenso Auslöser

TIP
▼
Wenn Sie unter iliosakralen Gelenkschmerzen leiden, sollten Sie nicht mit übereinander geschlagenen Beinen sitzen oder liegen.

Lassen Sie sich nicht unter Druck setzen

von Schmerzen sein wie ein aggressiver Straßenverkehr mit dem Zwang zu Geschwindigkeiten, die nicht der eigenen momentanen Verfassung entsprechen. Aber auch scheinbar ausweglose Drucksituationen – privat oder im Beruf – können sich in Rückenschmerzen äußern.

Streß als Ursache von Rückenschmerzen

All dies faßt man zusammen unter dem Begriff »Streß«, worunter man ein Mißverhältnis versteht zwischen Belastung und Belastbarkeit. Eine gewisse Menge von Streß braucht man zwar als Antrieb und als Leistungsbefriedigung. Er muß aber im Einklang stehen mit der körperlichen und seelischen momentanen Situation.

Behandlungsmöglichkeiten

Für diese Form von Rückenschmerzen kann man kaum allgemeinverbindliche Behandlungsvorschläge machen, da die Ursachen völlig verschieden sind. Gut tut in jedem Fall:

- Viel Bewegung an der frischen Luft. Sie fördert Entspannung und Schlaf.
- Eine ausgewogene Ernährung in Richtung Vollwertkost (Seite 77).
- Heilfasten (Seite 77). Eine gewisse Askese kann auch seelisch durchaus entschlacken.
- Autogenes Training (Seite 78).
- Yoga (Seite 78).
- Konfliktbewältigung mit Hilfe von Psychotherapie auch in einer therapeutischen Gruppe.
- Heilschlaf als Unterbrechung der Streßsituation.

Gegen den Alltagsstreß:

- *Viel Bewegung*
- *Ausgewogene Ernährung*
- *Autogenes Training*
- *Yoga*

Das können Sie selbst tun

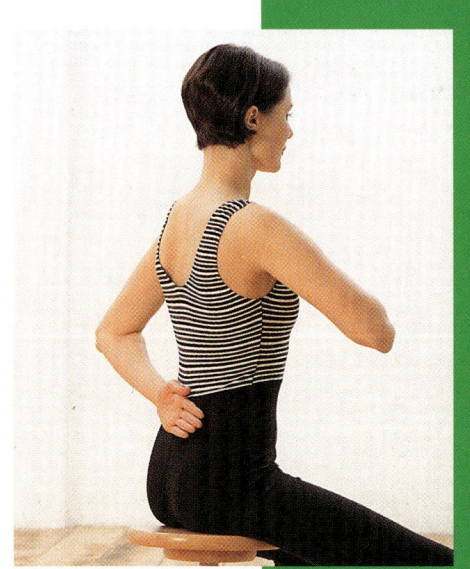

Wer etwas für sich und seinen Rücken tun möchte, muß zunächst ein Gefühl für die richtige Körperhaltung entwickeln. Auf die richtigen Alltagsbewegungen beim Stehen, Sitzen und Liegen lassen sich dann gymnastische Übungen und Sport aufbauen.

Unterstützen können Sie diese Basisbehandlung mit Wasseranwendungen, der richtigen Ernährung und Entspannungsmethoden wie Autogenes Training.

Kontrollieren Sie zwischendurch – mit geradem Rücken und gegrätschten Beinen sitzen Sie richtig.

Richtige Körperhaltung

Die statisch ausgewogene Grundhaltung ist die Basis für einen schmerzfreien Rücken und sollte in »allen Lebenslagen« selbstverständlich sein. Die richtige Haltung alleine zu erlernen, halte ich für außerordentlich schwierig, oft für vergeblich, wenn nicht gar für schädlich. Sinnvoller ist sicherlich eine vorausgegangene Anleitung, einzeln oder in einer Gruppe.

Wichtig bei allen Formen von Rückenschmerzen

Richtig liegen

Richtig zu liegen, ob in Rücken-, Seiten- oder Bauchlage, bedeutet stets Druckentlastung der Wirbelsäule.
• Rückenlage. Probieren Sie aus, was Ihnen am angenehmsten ist: Gestreckte Beine sollten Sie immer grätschen, da das für das Kreuz angenehmer ist. Die Lage wird noch entspannter, wenn Sie ein kleines, festes Kissen unter die hohle Stelle ins Kreuz legen. Verwenden Sie zum Hochlagern der Beine ein flaches Polster, auf dem die gesamte Unterschenkel aufliegen können.
• Seitenlage. Sie entlastet nicht so wie die Rückenlage. Zur besseren Entspannung strecken Sie das untere Bein aus und legen das obere Bein gebeugt davor ab (Foto Seite 37). Dann ist die Lendenwirbelsäule weitgehend gestreckt.
• Bauchlage. Wegen der Abknickung und Überdehnung der Halswirbelsäule ist sie nur in sehr jungen Jahren erlaubt.

Darauf kommt es bei der Basisbehandlung an
• Die Bandscheiben müssen durch eine Haltungskorrektur von übergroßem Druck entlastet werden.
• Die Wirbelsäule muß beweglich gemacht und stabilisiert, also tragfähig gemacht werden.
• Die Rückenmuskulatur muß trainiert werden, damit sie dem Rücken den Halt geben kann, den er braucht.

Mit einem kleinen Kissen im Kreuz kann die Wirbelsäule auch in Rückenlage ihre natürliche Krümmung einnehmen.

So muß das Bett beschaffen sein
Eine allgemeingültige Empfehlung, wie ein Bett beschaffen sein sollte, läßt sich nicht geben, weil die Bedürfnisse zu

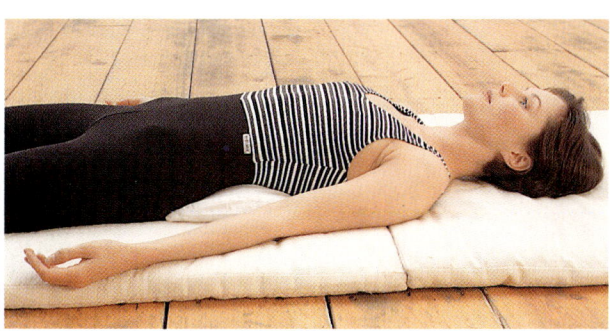

Nach eigenem Bedürfnis entscheiden

unterschiedlich sind. Es gibt aber einige Richtlinien, denen jeder etwas für sich Nützliches entnehmen kann:

• Schwere Menschen brauchen eine härtere Matratze als leichte.

• Drahtige, sehnige, magere Menschen dürfen weicher schlafen als solche, die schon ein eigenes »Körperpolster« mitbringen.

• Auch alte Menschen dürfen, soweit sie nicht sehr übergewichtig sind, weicher schlafen.

Die Matratze darf nicht durchhängen

• Ist der Bettrost aus Holz, also hart, darf die Matratze dicker sein, nicht hart, aber fest. Besteht der Bettrost aus Metallfedern, sollte die Matratze fest sein; sie muß so viel Halt geben, daß der Körper nicht »durchhängt«.

• Ob mit hohem oder flachen Kopfteil geschlafen wird, richtet sich vor allem nach dem Kreislauf. Menschen mit Herzbeschwerden oder Asthma schlafen eher mit hohem, Menschen mit sehr niedrigem Blutdruck eher mit flachem Kopfteil. Das Kissen sollte den Kopf auch in Seitlage so unterstützen, daß er nicht »hängt«. Es sollte den Schulter-Hals-Winkel weitgehend ausfüllen, so daß die Wirbelsäule vom Becken bis zum Hals gerade verlaufen kann. Kissen mit einer dickeren Schafwollfüllung sind am körperfreundlichsten.

• Kinder sollten immer auf fester und flacher Unterlage schlafen.

Richtig sitzen

Richtig zu sitzen, bedeutet für den Rücken Kraftersparnis. Hierzu gehören gut trainierte Rückenmuskeln, wobei die Streckung gleichzeitig das Brustbein vom Druck der Rippen entlastet.

Vier Punkte für rückengerechtes Sitzen:

• *Möglichst hoch sitzen*
• *Hüft- und Kniewinkel größer 90 Grad*
• *Niedrige Rückenlehne*
• *Feste, waagerechte Sitzfläche*

Sitzhaltung und Haltungsgefühl

Kontrollieren Sie Ihre Sitzhaltung vor einem großen Spiegel. Setzen Sie sich so, daß Sie sich von der Seite sehen können, und grätschen Sie die Beine. Das ist nötig, damit das Becken bei seiner Aufrichtung Platz hat (Foto Seite 54).

• Sitzen Sie zunächst rund nach hinten herausgebukkelt. Richten Sie dann nur Ihr Becken auf, ohne zu versuchen, auch den übrigen Rücken bewußt zu strecken.

• Legen Sie einen Handrücken auf das Kreuz, damit Sie die Bewegung, die das Becken macht, gut spüren können. Wiederholen Sie das langsam mehrmals, bis Ihnen diese Bewegung so selbstverständlich ist, daß Sie sie auch ohne Handkontrolle richtig machen. Das Becken steht richtig, wenn Sie glauben ein »Hohlkreuz« zu haben.

• Beobachten Sie, wie sich dabei Ihre Schultern und Ihr übriger Rücken verhalten. Achten Sie auch auf die Bewegung des Brustbeins. Wenn Sie es richtig machen, richtet sich der gesamte Rumpf mühelos und wie von selbst mit auf.

Die Haltung einüben

• Jetzt versuchen Sie dasselbe noch einmal. Sie haben dabei eine Hand im Kreuz, die andere liegt ganz leicht auf dem Kopf; der Kopf soll die Hand mehr »ahnen« als spüren. Wenn Sie das Becken wieder aufrichten, versuchen Sie, mit dem Kopf die Hand zu erreichen. Sie können dabei spüren, wie sich auch die Halswirbelsäule von selbst streckt und den Kopf in der richtigen Weise trägt, nämlich so, daß das Kinn nicht in die Luft gestreckt wird, sondern der Kopf mühelos nach vorne schaut.

Ein besonderer Hinweis
Ganz gefährlich ist, besonders für Menschen mit langen Beinen, das Sitzen mit übereinandergeschlagenen oder gar »umeinandergewickelten« Beinen. Das geht nur mit herausgebuckeltem Rücken, und das belastet die Bandscheiben. Setzen Sie sich zur Kontrolle einmal mit übereinandergeschlagenen Beinen auf einen Stuhl, ohne sich anzulehnen und versuchen Sie, dabei das Becken aufgerichtet zu halten. Sie werden spüren, daß Sie innerhalb kurzer Zeit ermüden, der Rücken rund wird und Sie möglicherweise sogar Kreuzweh bekommen.

Versuchen Sie, diese Haltung während des Tages nicht zu vergessen. Das wird nicht gleich glücken, aber mit der Zeit werden Sie sich immer seltener beim falschen Sitzen ertappen.

So müssen Sitzmöbel beschaffen sein

• Höher zu sitzen ist gesünder, als niedrig zu sitzen. Die für Sie richtige Sitzhöhe können Sie leicht herausfinden: Hüftgelenks- und Kniebeugewinkel sollten nicht kleiner sein als 90 Grad, eher größer. Stimmt die Beckenstellung, tragen sich Schultergürtel und Kopf fast von selbst.

Unterziehen Sie Ihre Möbel einem »Eignungstest für gesundes Sitzen«

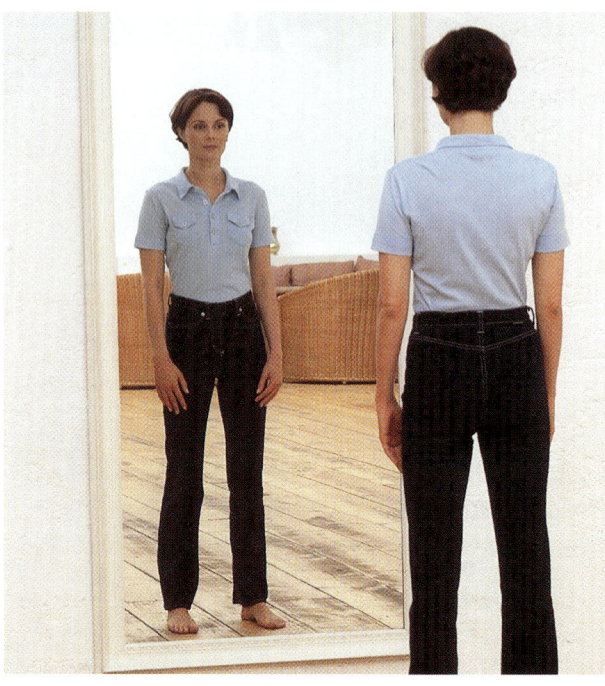

Bei der Spiegelkontrolle ist es wichtig, daß Sie sich zunächst nicht bewegen oder versuchen, Fehler zu korrigieren. Sie sollen ja Ihr typisches Haltungsbild erfahren und in sich aufnehmen.

• Optimal ist das Sitzen auf einem höhenverstellbaren Stuhl oder Hocker.
• Die Rückenlehne sollte ihren Hauptanlehnungs-, also Unterstützungspunkt am Becken haben und es genügend weit nach vorne schieben. Sie sollte nur bis zu den Schulterblättern reichen. Hohe Lehnen drängen den Kopf oft zu weit vor, vor allem bei Polstersesseln.
• Stühle und auch Autositze dürfen nicht nach hinten abfallen, sie müssen plan sein, eher nach hinten etwas ansteigen. Nach hinten abfallende Sitzflächen kann man sich mit einem festen Keilkissen auspolstern.
• Auch für Sessel gilt: Je höher und fester ihre Sitzfläche ist, desto besser.
• Computerbildschirme müssen niedrig stehen.

Richtig stehen

Stand und Haltungsgefühl kontrollieren
Kontrollieren Sie Ihren Stand vor einem großen Spiegel, möglichst in einer kurzen Hose, so daß Sie die Beine gut sehen können (Foto oben).
Sehen Sie sich dabei zunächst von vorne an.
• Die Füße stehen etwa fußbreit auseinander. Kontrollieren Sie: Belasten Sie beide Beine gleichmäßig, sind beide Kniekehlen gestreckt oder sind sie überstreckt, so daß sie sich leicht nach hinten durchbiegen? Sind die Taillendreiecke zwischen Armen und Körper gleich groß, stehen Ihre Schultern gleich hoch? Wie steht der Kopf, gerade oder leicht zu einer Seite geneigt?

Die Korrektur beginnt von unten
• Belasten Sie beide Beine gleich, die Knie strecken, Schultern locker hängen lassen.

• Ziehen Sie das Kinn leicht in Richtung Hals, so daß Sie spüren, wo der höchste Punkt des Kopfes ist. Berühren Sie diesen Punkt leicht mit der flachen Hand und strecken sich gegen die Hand, jedoch ohne Kraftaufwand. Stellen Sie sich vor, Sie stünden zwischen zwei Magneten; der untere ist die Schwerkraft, der obere, ebenso stark, vermag Sie in Ihrer vollen Größe mühelos aufzurichten.

• Grätschen Sie die Beine etwas und halten einen Stab (Besenstiel) mit beiden Händen über den Kopf, so daß er die Haare gerade berührt und die Arme im Ellbogen etwa rechtwinklig gebeugt sind. Stellen Sie sich vor, Sie wollten diesen Stab auseinanderziehen. Sie werden spüren, daß sich dabei der gesamte Schultergürtel anspannt, besonders zwischen den Schulterblättern. Spannen Sie die Oberschenkel- und Gesäßmuskeln mit an, so werden Sie spüren, wie sich diese Spannung auf den gesamten Körper überträgt.

Aufrichtung durch Strecken und Anspannen

Die Haltung von der Seite kontrollieren

• Stellen Sie sich seitlich vor den Spiegel, die Füße fußbreit auseinander. Beobachten Sie Kniestellung und Beckenstellung. Schiebt sich das Becken weit nach vorn? Wirkt der Bauch dadurch vorgewölbt? Wie ist der Körper ausbalanciert? Mit rundem Rücken und Hohlkreuz? Schieben sich Hals und Kopf nach vorn?

• Machen Sie denselben Streckversuch wie im Sitzen, hier reicht aber die Hand über dem Kopf (Seite 57). Versuchen Sie, die so gewonnene Streckung zu halten. Bemühen Sie sich auch während des Tages immer wieder völlig aufgerichtet zu stehen. Die richtige Haltung beim Stehen braucht am wenigsten Kraft!

So wird die Wirbelsäule wieder beweglich

Übungen für die Halswirbelsäule

Die Halswirbelsäule verliert ihre Beweglichkeit am deutlichsten spürbar beim Seitneigen und beim Drehen, zum Beispiel beim Lesen von Buchtiteln in einem Bücherschrank oder beim Rückwärtsfahren mit dem Auto.

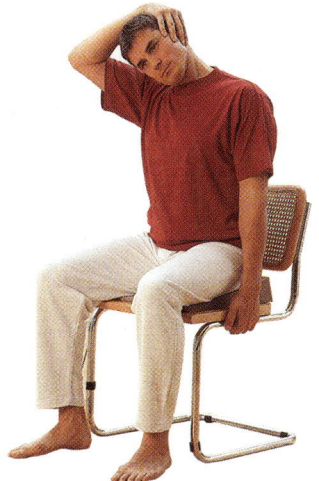

Seitneigung des Kopfes (Seite 60): In dieser Position werden Hals-, Nacken- und Schultermuskeln gedehnt.

Seitneigung des Kopfes

Wichtig: langsam üben

Diese Übung führen Sie am besten im Sitzen aus, damit das Becken fixiert ist. Alle Phasen dieser Kopfübung langsam ausführen!

• Nähern Sie ein Ohr der Schulter, ohne daß diese dem Ohr entgegenkommt, sie bleibt völlig locker.

• Versuchen Sie, ob Sie weiter herabkommen, wenn Sie den Kopf mit der Hand sanft herabziehen (Foto Seite 59). Das Herabziehen soll als langsame Dehnung spürbar sein. Wenn Sie sich mit der anderen Hand am Sitz des Stuhles festhalten, verhindern Sie, daß sich der gesamte Oberkörper mit zur Seite neigt.

Die Übung im Stehen

• Die Seitneigung des Kopfes ist auch im Stand möglich: Halten Sie die Arme seitlich etwas vom Körper weg – die Handflächen zeigen nach vorne – und ziehen Sie die Schulterblätter nach unten. Strecken Sie den Hals, ziehen Sie das Kinn also Richtung Kehlkopf, und neigen Sie den Kopf langsam einmal zur rechten, dann zur linken Schulter. Mehrmals wiederholen.

Kopfdrehung

Hierbei ist es wichtig, sich nicht mit dem gesamten Oberkörper zu drehen. Bei Menschen mit einem steifen Hals ist dies gut zu beobachten: Sie drehen den gesamten Rumpf gegen das Becken.

• Setzen Sie sich auf einen Stuhl mit Lehne, so daß der Rumpf fixiert ist, und drehen Sie den Kopf langsam zur Seite. Beobachten Sie, ob Sie über beide Schultern gleich weit zurückschauen können. Vielleicht können Sie selbst spüren, ob hierbei die Halswirbelsäule weh tut (Seite 14) oder die Schultermuskeln schmerzen (Seite 17) oder ob die Bewegung frei ist.

Nickbewegung

Diese Übung ist wichtig für Menschen, die das Kinn gern zu stark anheben, so daß der

Der erste Schritt: die Basiskorrektur

Die beschriebenen Übungen und auch alle anderen vorgestellten therapeutischen Maßnahmen (Seite 82) sind vor allem als Ergänzungen zu verstehen, die auf der bereits korrigierten Haltung aufbauen. Erst wenn Grundhaltung und -bewegung wieder stimmen, können Sport, Gymnastik, Jazztanz eine positive Wirkung haben. Der Akzent der Übungen liegt nicht auf einem umfassenden Training – wie man vielleicht erwarten könnte. Stattdessen setzen sie bei der verlorengegangenen Haltung an, also dort, wo das persönliche Rückenschmerzen-Problem beginnt.

Kopf im Nacken liegt. Dadurch werden Blutgefäße und Nerven beeinträchtigt. Wichtig ist also das Langwerden der Halswirbelsäule durch das Heranholen des Kinns an den Hals.

• Halten Sie einen Daumen leicht unter das Kinn. Ziehen Sie es mit etwas Kraft auf den Daumen herab und lösen es wieder. Mehrmals wiederholen.

Übungen für die Brustwirbelsäule

Die Brustwirbelsäule läßt sich sowohl im Sitzen als auch im Liegen gut durchbewegen, am einfachsten und auch am besten zu beobachten ist ihre Bewegung jedoch im Vierfüßlerstand (Foto Seite 69).

Mobilisieren im Vierfüßlerstand

Begeben Sie sich in den »Vierfüßlerstand« und probieren Sie sämtliche Rückenbewegungen aus, die Ihnen in dieser Haltung möglich sind (Foto Seite 69).

• Versuchen Sie, die einzelnen Abschnitte getrennt zu bewegen, was nicht exakt möglich ist, aber doch bis zu einem gewissen Grade. In normaler Krabbelstellung bewegt sich vor allem die Rückenmitte auf und ab. Verlagern Sie das Gesäß mehr in Richtung der Fersen, so geschieht die Bewegung etwa zwischen den Schulterblättern. Wenn Sie die Arme auf einen Sessel oder Stuhl legen, läßt sich vor allem der untere Teil der Wirbelsäule gut bewegen.

• Bewegen Sie die Wirbelsäulenabschnitte nacheinander, zunächst langsam mit einem großen Bewegungsausschlag, dann schneller und kleiner, so daß die Brustwirbelsäule nur leicht vor- und zurückschwingt und sich dadurch lockert.

Übungen im Sitzen

Setzen Sie sich auf einen Hocker, eine Lehne wäre hinderlich.

T I P

Bei vielen Übungen hilft ein Spiegel zur Kontrolle. Stellen Sie ihn gegebenenfalls auf den Boden, damit Sie sich gut sehen können.

Mobilisation im Alltag

Eine Lockerung der Brustwirbelsäule in die verschiedenen Bewegungsrichtungen ist für den Rücken eine Wohltat, gerade nach langem Stillsitzen am Schreibtisch oder im Auto. Sie sitzen dann wieder »leichter«. Verbinden Sie eine solche Mobilisation mit einer Rumpfdehnung, ähnlich wie dies Katzen machen, ehe sie sich nach längerer Ruhe auf den Weg begeben. Da wird der ganze Rücken gedehnt, die Wirbelsäule nach oben gerundet und dann tief und hohl eingesattelt, während das Hinterteil himmelwärts zeigt. Wichtig ist, nach der Lockerung der Wirbelsäule ihre stabile Aufrichtung wiederzufinden: Vom Steißbein bis zur Halswirbelsäule und dem Kopf muß die Haltung wieder stimmen (Seiten 56 und 58).

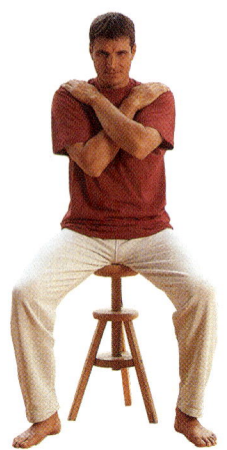

Pharaonenhaltung: Ist der Schultergürtel auf diese Weise fixiert, wird die Drehung wirklich vom Rumpf ausgeführt. Üben Sie ohne und mit Kopfdrehung.

Leichte Lockerungsübungen gegen Morgensteifigkeit

• Lassen Sie die Arme neben dem Körper herabhängen, neigen Sie den Rumpf jeweils langsam zur rechten, dann zur linken Seite. Zum Seitenvergleich immer wieder Spiegelkontrolle, aber auch selbst spüren, ob die Beweglichkeit keiner Seite eingeschränkt ist. Passen Sie auf, daß sich keine Drehung einschleicht, sondern der Rumpf immer nach vorne ausgerichtet ist. Wenn Sie die Hände im Nacken falten und die Bewegung wiederholen, werden Sie spüren, daß die Möglichkeit der Seitenneigung gar nicht so sehr groß ist, wenn man wirklich frontal bleibt.

• Für die Rumpfdrehung kreuzen Sie die Arme vor der Brust (Pharaonenhaltung), die Hände liegen jeweils auf der Schulter der Gegenseite, um zu verhindern, daß sich der Schultergürtel mit bewegt (Fotos links). Beziehen Sie den Kopf zunächst in die Drehung ein, das heißt, schauen Sie nach hinten. Dann bleiben Sie mit dem Kopf nach vorne orientiert, und Sie werden spüren, daß die Bewegung kleiner wird. Üben Sie zunächst langsam und exakt, erst dann etwas schneller, nun aber ohne den Kopf zu bewegen.

Übungen für die Lendenwirbelsäule

• Legen Sie sich mit ausgestreckten Beinen auf den Rücken, schieben Sie zunächst das rechte, dann das linke Bein weit nach unten heraus, so daß es jeweils länger erscheint als das andere. Der Scheitelpunkt dieser Bewegung liegt etwa in der Mitte der Lendenwirbelsäule.

Diese Übung wiederholen Sie mit leicht gegrätschten Beinen. Je weiter Sie die Beine grätschen, desto weiter verschiebt sich der Scheitelpunkt der Bewegung entlang der Wirbelsäule nach oben. Machen Sie diese Bewegung zunächst langsam, um sie zu spüren. Dann beschleunigen Sie das Tempo, dadurch wird die Bewegung kleiner und locker schwingend. Die Wirbelsäule wird mobilisiert.

Die Becken-Schaukel
• Stellen Sie in Rückenlage die Füße auf, die Knie spitzwinklig gebeugt. Legen Sie beide Hände unter das Kreuzbein, so daß sich das Becken ähnlich einer Wippe bewegen kann. Wenn Sie das Steißbein heben und senken, entsteht eine Schaukelbewegung des Beckens.
• Auch andere Bewegungsrichtungen lassen sich – allerdings jetzt ohne Mithilfe der Hände – einbeziehen. Schieben Sie zum Beispiel jeweils ein Knie der aufgestellten Beine weiter nach vorne heraus, oder heben Sie das Becken abwechselnd rechts und links etwas an, was sich durch Auflegen der Hände auf die vorderen Beckenschaufeln gut kontrollieren läßt.
Diese verschiedenen »Becken-Schaukel-Übungen« lassen sich gut miteinander kombinieren. Sie enthalten die wesentlichen Bewegungen, die von der Lendenwirbelsäule ausgeführt werden können. Sie erleichtern das morgendliche Aufstehen, lassen sich in Gymnastikprogramme und sogar als kurze Auflockerungen im Sitzen oder Stehen in den Alltag einbeziehen.

»Grundlagen-Bewegungen« der Lendenwirbelsäule

So werden die Muskeln funktionsfähig

Jetzt geht es darum, den Rücken in einer ihn möglichst entlastenden Stellung zu stabilisieren. Er muß lernen, sich selbst zu tragen, also seine physiologischen Krümmungen während des gesamtes Tages nicht zu verlieren.
Beobachten Sie einmal aufmerksam, wie beispielsweise Ihr Kollege am Schreibtisch, Ihre Familie bei Tisch sitzt: Kaum einer tut dies rückenschonend, rückengerecht; fast alle hängen im Kreuz hoffnungslos durch. Und das nicht nur, weil sie nicht an die richtige Haltung denken, sondern in der Regel, weil sie nicht anders können. Dem Rücken fehlt die zur Aufrichtung nötige Kraft, selbst gut durchtrainierte Sportler mit kräftiger Arm- und Beinmuskulatur haben ihren Schwachpunkt häufig im Kreuz.

Kräftigung und Dehnung sind nötig
In dem für die Rumpfhaltung wesentlichen unteren Wirbelsäulenabschnitt findet sich zum einen Muskulatur für die Bewegung, zum Beispiel des Brustkorbs

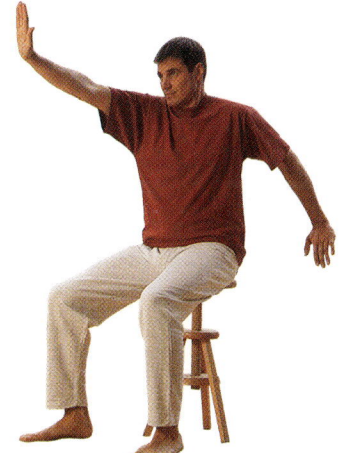

Diagonale Rumpfdehnung (Seite 66): Sie müssen das Gefühl haben, mit den Händen gegen Widerstand etwas »wegzuschieben«, die diagonale Dehnung also wirklich spüren.

gegen das Becken oder gegen den stabil gehaltenen Rumpf, zum anderen Muskulatur zur Fixierung der Wirbelsäule, während sich der Körper bewegt. Muskeln, die Haltearbeit zu leisten haben, neigen eher zu Verspannung und Verkürzung, während die für die Bewegung zuständigen Muskeln nachgeben, sich abschwächen und schnell ermüden. Darum bedarf es nicht nur eines gezielten Trainings für die geschwächten, sondern auch einer Dehnung für die verkürzten und verspannten Muskeln.

Muskeldehnung

Für einen harten und verkrampften Muskel bedeutet eine Dehnung immer auch eine Erholung. Er wird dadurch besser durchblutet und demzufolge auch besser ernährt. Ist er aber sehr angespannt, so widersetzt er sich anfangs einer Dehnung, man muß ihn zunächst »überlisten«, indem man seine Spannung erhöht, damit er bereit ist, nachzugeben. So verfährt auch meist ein Therapeut, indem er erst nach einer kurzen aktiven Anspannung an die Dehnung des entsprechenden Muskels geht. Viele Muskeln kann man jedoch auch selbst dehnen.

Jede Dehnung einige Sekunden lang halten

Üben Sie langsam!

Dehnungen sollen immer langsam ausgeführt werden, denn der Muskel braucht Zeit zum Nachgeben. Halten Sie die Dehnung darum ruhig fünf bis sechs Sekunden aus.

Dehnung der Hals- und Nackenmuskulatur
• Setzen Sie sich auf einen Hocker, nähern Sie das Kinn, soweit möglich, dem Brustbein, die Stellung etwas halten. Richten Sie sich langsam wieder auf, wobei das Kinn solange wie möglich Hals und Kehlkopf angenähert bleibt, bis sich die Halswirbelsäule wieder vollständig gestreckt hat.

Nicht empfehlenswerte Übungen

Versuchen Sie nicht, zur Verstärkung einer Dehnung nachzufedern. Dies wird leider immer noch in Gymnastikvorschlägen angegeben. Federungen veranlassen den Muskel, sich durch den kurzen Zugreiz, der hierbei auf ihn ausgeübt wird, zusammenzuziehen, also zu spannen, statt nachzugeben und zu entspannen, wie es das Ziel einer Dehnung ist. Gefährlich werden kann alles Herausbuckeln nach hinten, auch das Abrollen aus der Rückenlage mit dem Ablegen der Beine hinter dem Kopf. Denn eine bereits vorgeschädigte oder verschobene Bandscheibe wird sich dadurch weiter herauswölben, möglicherweise sogar einreißen. Bänder werden sich lockern – die Risiken sind jedenfalls groß.

• Ausgangsstellung ist das Kinn am Brustbein. Lassen Sie das Kinn über das Brustbein nach links streichen, so daß Sie über die linke Schulter sehen können, dann langsam nach rechts. Nach dreimaliger Wiederholung aus der Mittelstellung heraus Hals und Kopf wieder aufrichten.

Dehnung der Schultermuskeln: In dieser Haltung dehnen Sie aktiv Schulter- und Nackenmuskeln.

• Halten Sie die Arme neben den Körper, die Handflächen zeigen nach unten. Der Kopf ist in Richtung Kehlkopf geneigt. Versuchen Sie nun, die Schulterblätter ohne Veränderung der Armhaltung kräftig in Richtung Becken zu ziehen und auch die Dehnung der Halsrückseite durch weiteres Kopfneigen zu verstärken. Die Spannung fünf bis sechs Sekunden halten, dann entspannen.

Dehnung im Schulter-Brust-Bereich

• Setzen Sie sich mit nach vorne gestreckten, im Ellbogen leicht gebeugten Armen auf einen Hocker, die Handrücken zeigen nach oben. Jetzt darf sich der Rücken ausnahmsweise zwischen den Schulterblättern weit nach hinten herausbuckeln, so daß sich die Schulterblätter zunehmend von der Wirbelsäule entfernen und die Dehnspannung hier zunimmt. Einige Sekunden halten, die Schulterblätter wieder aktiv an die Wirbelsäule heranziehen, wobei sie sich streckt, mehrmals langsam wiederholen und dann erst entspannen.

• Sitzen Sie mit gesenkten Armen, der linke Arm hängt locker neben dem Körper, beim rechten zeigt der Handrücken nach oben (Foto oben). Ziehen Sie den rechten Arm herab, als wollten Sie mit der Handfläche den Boden erreichen, neigen Sie den Kopf nach links und drehen Sie ihn so weit, daß Sie die rechte Hand sehen können. Die so entstandene Dehnung müßten Sie deutlich im oberen Nacken-Schulter-Bereich spüren. Mehrmals die Seite wechseln.

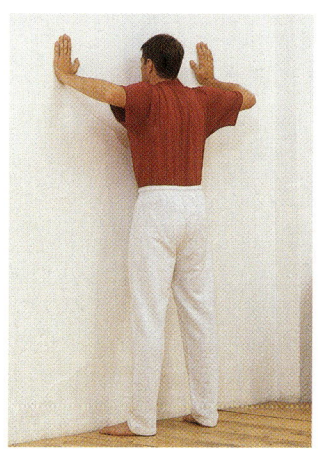

Dehnung der Rumpfvorderseite: Die Hände berühren die Wand, die Ellbogen ziehen Sie nach hinten.

Dehnung der Rumpfvorderseite

• Den vorderen Brustmuskel können Sie im Sitzen oder Stehen dehnen, die Beine sind gegrätscht.

Verschränken Sie die Hände hinter dem Kopf und ziehen Sie die Ellbogen nach hinten. Die Dehnung einige Sekunden halten, dann nachgeben.

• Auch wenn Sie sich mit der Körpervorderseite an eine Wand lehnen, die Arme in Schulterhöhe halten und rechtwinklig beugen, läßt sich die Brustvorderseite dehnen. Ziehen Sie die Ellbogen von der Wand weg, während die Handflächen weiter anliegen (Foto Seite 65).

Bessere Entspannung und Dehnung nach vorausgehender Spannung

• Verstärken läßt sich die Dehnung, wenn man sich mit gegrätschten Beinen in einen Türstock stellt, die Arme rechtwinkelig gebeugt in Schulterhöhe. Stemmen Sie sich etwas vom Türstock weg, halten Sie die Spannung kurz und geben dann nach, indem Sie sich in den vorderen Brustmuskel geradezu hereinhängen. Sie können die Arme auch etwas höher schieben, um weitere Muskelanteile zu erreichen. Am Dehnschmerz spüren Sie, welche Stellen es am nötigsten haben.

Übung im Liegen

• Erholsam und wirkungsvoll sind auch Dehnlagerungen auf dem Boden: alle viere von sich strecken, ein Kissen unter Becken und Brustwirbelsäule legen und die Atembewegung des Körpers spüren.

Allgemeine Rumpfdehnung

Hier dürfen Sie Ihren Bedürfnissen und Ihrer Fantasie freien Lauf lassen, Dehnen und Räkeln gehen wohlig ineinander über. Und denken Sie daran: Dehnungen brauchen Zeit.

• Im Grunde genommen dehnen Sie den Rumpf schon, indem Sie sich mit erhobenen Armen strecken, sei es im Sitzen oder Stehen. Machen Sie dies nur mit einem Arm, während der andere zu Boden zeigt, so ergibt sich eine wohltuende Flankendehnung. Dehnen

Achten Sie darauf, die Hände immer nach hinten abzuknicken

Sie sich auch einmal diagonal: einen Arm schräg nach vorne-oben, den anderen schräg nach hinten unten hinausschieben, so als wollten Sie etwas vom Körper wegdrängen (Foto Seite 63). Oder Sie dehnen die Arme in Schulterhöhe nach vorne und hinten. Die Arme dann immer wieder locker fallen und auspendeln lassen, ehe Sie die Seite wechseln.

• Auch im Bett können Sie sich wohlig räkeln und strecken oder einfach einmal wie ein Halbmond seitlich gebogen auf dem Rücken liegen, mit nach oben abgelegten Armen (Foto Seite 44). Das strengt nicht an, tut den Flanken gut und vertieft die Atmung.

Kräftigung der stabilisierenden Muskulatur

Um eine Übung oder Haltung nicht nur »rein zufällig« richtig zu machen, muß man den Muskeleinsatz bewußt steuern, die Stellung der Schulterblätter und die des Beckens dirigieren können. Vor allem das »Selber-Spüren« des Krafteinsatzes ist wichtig. Was für die Handhaltung galt – das kraftvolle Abknicken der Hand nach hinten –, gilt auch für die Füße, das heißt: Auch von den Fersen muß eine kräftige Schubkraft ausgehen, wenn man beispielsweise im gesamten Bein eine Spannung erzeugen will, die sich auf den Rumpf übertragen soll. Die Fußspitzen werden also nicht gestreckt, sondern körperwärts gezogen.

Für das Haltungsgleichgewicht sind kräftige Rückenmuskeln und gut trainierte Bauchmuskeln wichtig

• Legen Sie sich auf den Rücken, die Beine etwas gegrätscht, die Arme liegen mit den Handflächen nach oben schräg neben dem Körper. Nun ziehen Sie die Fußspitzen körperwärts, spannen Oberschenkel- und Gesäßmuskeln an, ziehen die Schulterblätter in Richtung Becken. Halten Sie die so entstandene Spannung einige Sekunden, ehe Sie wieder entspannen. Mehrmals langsam wiederholen. Gerade der schrittweise Aufbau dieser Spannung ermöglicht die Kontrolle, wieweit Sie Ihren Muskeleinsatz schon bewußt steuern können.

Trotz der erhöhten Körperspannung nicht den Atem anhalten!

Übung mit gestrecktem Rücken

• Um den Rücken zu stabilisieren, falten Sie in Rückenlage die Hände hinter dem Kopf und drücken die Ellbogen leicht auf den Boden. Nun stellen Sie die Füße auf, so daß die Knie gebeugt sind, heben das Gesäß ab, bis die Leistenbeuge gestreckt ist, und spannen die Gesäßmuskeln fest an, damit das Gesäß nicht absinkt (Foto Seite 68). Beobachten Sie, ob beide Beckenkämme vorne gleich hoch sind. Halten Sie diese Stellung einige Sekunden und senken das Becken dann erst wieder ab.

• Können Sie das Becken so abgehoben halten, dann strecken Sie zusätzlich ein Bein aus, wobei beide Oberschenkel in gleicher Höhe bleiben müssen und vor allem das Becken an keiner Seite absinken darf.

**Kleines Programm zur Kräftigung der Muskulatur
und zur Stabilisierung**

Versuchen Sie bei allen Übungen, Ihre Muskeln gezielt einzusetzen und
die Kraft bewußt zu steuern, ohne zu verkrampfen.

Übung mit gestrecktem Rücken

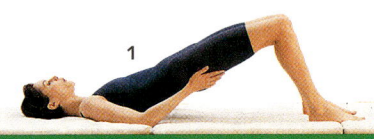
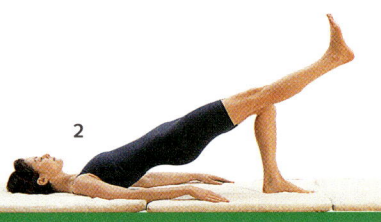

Heben Sie aus der Rückenlage heraus das Gesäß, und halten Sie die Stellung einige Sekunden (1). Erschweren können Sie die Übung, indem Sie zusätzlich ein Bein ausstrecken (2), wieder abstellen, und das andere Bein ausstrecken, bevor Sie das Gesäß wieder senken. Achten Sie bei beiden Übungen darauf, daß die Leistenbeuge gestreckt ist und das Becken nicht absinkt (Seite 67).

Das »kompakte Kraftpaket«

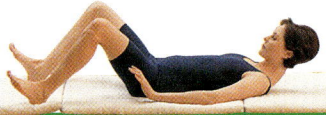

Spannen Sie von Kopf bis Fuß alle Muskeln an. Die »Schubkraft« muß von Fersen und Handballen ausgehen (Seite 70). Halten Sie die Stellung einige Sekunden, bevor Sie in Rückenlage entspannen.

Rückentraining in Bauchlage

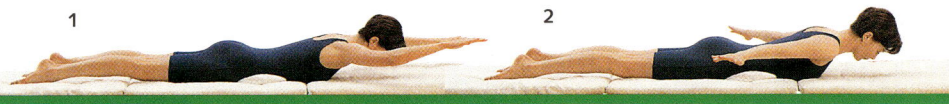

Legen Sie ein kleines festes Kissen unter den Bauch, führen Sie die Arme abwechselnd schräg nach vorne, ohne daß sich die Hände berühren (1), und nach hinten (2). Achten Sie beim Trockenschwimmen darauf, Gesäß und Beine anzuspannen und die Halswirbelsäule nicht abzuknicken (Seite 71).

Achten Sie besonders darauf, trotz der erhöhten Anspannung nicht
den Atem anzuhalten, sondern gleichmäßig weiterzuatmen.
Üben Sie nicht zu schnell, sondern langsam und kontrolliert und gönnen
Sie sich nach der Anstrengung Entspannung in Rückenlage.

Rückentraining im Vierfüßlerstand

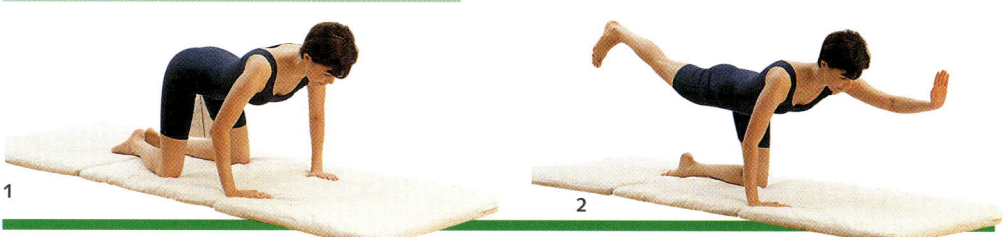

Beim Vierfüßlerstand ist die Kopfhaltung wichtig – die Halswirbelsäule darf nicht nach oben abknicken, zwischen den Schulterblättern darf keine Rille entstehen
– darum die Ellbogen etwas beugen (1). Heben Sie den linken
Arm und das rechte Bein bis in
Rückenhöhe, die Hand- und Fuß-
gelenke sind abgeknickt (2).
Mehrmals wiederholen und dann
die Seite wechseln (Seite 71).

Rückentraining im Knien

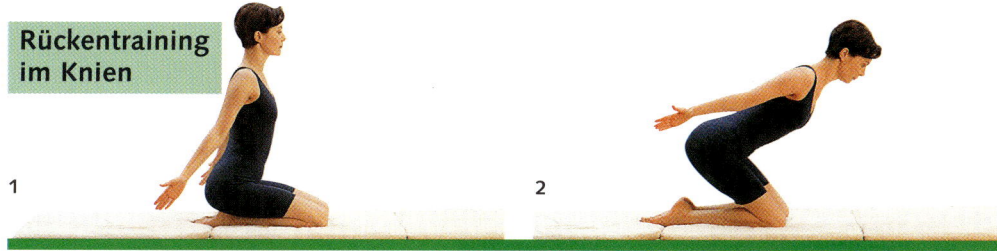

Neigen Sie sich aus dem Fersensitz (1) heraus mit schräg neben
den Körper gestreckten Armen
nach vorne (2). Wichtig hierbei
ist, daß die Wirbelsäule gestreckt
und gespannt bleibt (Seite 71).

Kräftigung der Bauchmuskeln

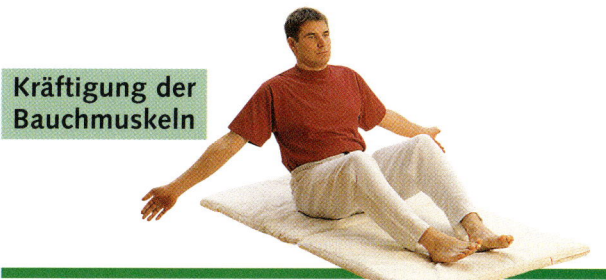

Versuchen Sie, sich aus der Rü-
kenlage heraus hochzuziehen, die
Beine sind leicht aufgestellt. Bleiben Sie einige Sekunden in dieser
Stellung, so daß Sie Ihre Bauchmuskeln wirklich spüren. Erschweren können Sie die Übung, indem
Sie ein Bein vom Boden abheben
und kurz halten (Seite 72).

Auch hierbei schiebt die Ferse kraftvoll heraus, die Fußspitze wird körperwärts gezogen (Foto Seite 68). Stellen Sie das Bein zurück und strecken das andere aus – ohne die Beckenstellung zu verändern – das Bein wieder hinstellen und dann erst das Gesäß absenken.

Das »kompakte Kraftpaket«

Das statische Kraftgefühl stärken

• Grätschen Sie in Rückenlage die angestellten Beine, stemmen die Fersen fest auf den Boden und ziehen die Fußspitzen hoch. Wenn Sie jetzt das Gesäß in Richtung Fersen, also nach unten, schieben, entsteht ein leichtes Hohlkreuz, gleichzeitig aber auch ein stabiles Gefühl der unteren Körperregion. Wenn Sie nun die neben dem Körper liegenden, leicht gebeugten Arme mit den Handwurzeln auf den Boden drücken und den Kopf anheben, müssen Sie die Vorstellung haben, von Kopf bis Fuß ein »kompaktes Kraftpaket« zu sein, denn auch die Bauchmuskeln sind durch das Anheben des Kopfes an dieser Übung beteiligt. Einige Sekunden halten, dann entspannen (Foto Seite 68).

Spannungsgefühl im Sitzen

Langsam und kontrolliert üben

• Setzen Sie sich auf einen möglichst hohen Hocker, so daß die gegrätschten Füße fest aufgestellt werden können und die Lendenwirbelsäule mit einem leichten Hohlkreuz gestreckt ist. Die Gegenspannung des Oberkörpers erreichen Sie mit einem Stab (oder breitem Gummiband = Terraband), den Sie so über den Kopf heben, daß er fast das Haar berührt. Wenn Sie sich vorstellen, Sie wollten den Stab etwas auseinanderziehen, spannt sich die Arm-Schulterblatt-Region kräftig mit an, besonders, wenn Sie die Schulterblätter Richtung Becken ziehen.

Dieses »Spannungsgefühl« müssen Sie sich immer wieder ins Bewußtsein rufen und vor allem in Ihre Tätigkeiten einbeziehen können. Versuchen Sie darum, sich unter Beibehaltung der gerade beschriebenen Haltung mit Stab einfach nur nach vorne zu neigen und wieder aufzurichten oder aufzustehen und wieder niederzusetzen, ohne daß sich der Rücken verändert. Und auch dies wieder sehr langsam und kontrolliert üben – und die Spannung in der Endstellung nochmals bewußt halten.

Kräftigung der Rückenmuskeln

Kräftigungsübungen sind, wie alle Übungen, langsam und kontrolliert durchzuführen, die Spannung muß man spüren.

Übungen in Bauchlage

• Legen Sie sich ausgestreckt auf den Bauch, falten die Hände im Nacken, ziehen die Schulterblätter in Richtung Gesäß und spannen den ganzen Rücken so, daß sich der Oberkörper etwas vom Boden abhebt. Vorsicht, der Hals darf nicht nach hinten abknicken! Wiederholen Sie die Übung mit seitlich angehobenen Armen, die rechtwinklig gebeugt sind. Auch hier auf die Halswirbelsäule achten.

Bei aller Anstrengung gleichmäßig atmen!

• Legen Sie sich bäuchlings auf ein festes Polster oder Kissen, die Arme liegen neben dem Körper. Spannen Sie Gesäß und Beine fest an, heben den Oberkörper ab und führen die gestreckten Arme schräg nach vorn und wieder zurück, ähnlich wie beim Schwimmen (Fotos Seite 68). Oder Sie führen abwechselnd jeweils nur einen Arm nach vorne, dann den anderen. Die Halswirbelsäule muß dabei gestreckt bleiben!

»Trockenschwimmen« auf dem Fußboden

Rückentraining im Vierfüßlerstand

• Begeben Sie sich in den Vierfüßlerstand: Strecken Sie jeweils einen Arm und das entgegengesetzte Bein aus, wobei Fuß und Hand körperwärts abgeknickt sind, und heben sie bis in Höhe des Rückens. Der Rücken darf dabei auf keiner Seite absinken, er muß seine Spannung behalten, es darf auch keine tiefe Rinne zwischen den Schulterblättern entstehen (Fotos Seite 69). Wiederholen Sie die Übung mehrmals langsam, und wechseln Sie dabei die Seiten.

Rückentraining im Knien

• Setzen Sie sich auf die Fersen, richten Sie den Rumpf auf, die Handflächen zeigen nach vorn, der Rücken ist stabil mit leichtem Hohlkreuz, die Schulterblätter zum Becken herabgezogen (Foto Seite 69). Heben Sie das Gesäß etwas an, neigen Sie sich nach vorne, ohne daß sich der gespannte und gestreckte Rücken verändert (Foto Seite 69), halten sich so einige Sekunden, setzen sich wieder auf die Fersen und

Eine Übung im Fersensitz

entspannen, ohne die Streckung der Wirbelsäule zu verlieren. Mehrmals wiederholen.

Kräftigung der Bauchmuskeln

Gegenspieler der Rückenmuskeln

Die Bauchmuskeln sind für die aufrechte Körperhaltung ebenso wichtig wie die Muskeln des Rückens, sie halten nicht nur die Bauchorgane in ihrer Lage, sondern verbinden auch das Becken mit dem Brustkorb. Sie üben also einen Gegenzug zur Rückenmuskulatur aus, um das Nachhintenkippen des Oberkörpers in ein zu starkes Hohlkreuz zu verhindern.

• Legen Sie sich auf den Rücken, die Beine leicht aufgestellt, und ziehen Sie die Fußspitzen körperwärts, so daß sich der Körper spannt, die Arme liegen schräg neben dem Körper. Heben Sie den Kopf und die Schultern so weit an, daß Sie Ihre Füße gut sehen können. Halten Sie die Spannung, solange Sie können, ohne die Luft anzuhalten, legen sich wieder hin und entspannen sich.

• Erschweren können Sie diese Übung, indem Sie dabei abwechselnd das gebeugte rechte beziehungsweise linke Bein vom Boden abheben. Kurz halten und abstellen.

• Noch schwerer ist es, sich aus der Rückenlage mit aufgestellten Beinen heraus aufzusetzen, so daß der Rumpf sich, schräg nach hinten gelehnt, halten muß (Foto Seite 69). Zusätzlich können Sie wieder ein gebeugtes Bein kurz abheben, vorm Zurückstellen kurz halten. Dann die Seite wechseln.

Nicht empfehlenswerte Bauchmuskel-Übungen

Vermeiden Sie das Anheben und Ablegen der gestreckten Beine in Rückenlage, also das Üben mit langem Hebelarm. Der Drehpunkt dieser Bewegung ist das Kreuz, das ohnehin schon zu schwach ist, das Becken aufgerichtet zu halten. Wird hier ein so kräftiger Hebel, wie es die ausgestreckten Beine sind, angesetzt, so kann das Kreuz dieses Gewicht nicht halten, es gibt nach, wird ins Hohlkreuz gerissen und tut anschließend weh. Eine solche Bauchmuskelübung bringt Ihnen nichts außer Kreuzschmerzen!

Eine Bauchmuskelübung im Sitzen

• Diese Übung läßt sich auf einem Hocker aber auch auf einer Decke auf dem Boden ausführen. Die Beine sind gegrätscht, die Füße fest aufgestellt. Zuerst nur den Rumpf gestreckt zurücklehnen, dann abwechselnd jeweils ein Bein anheben und schließlich versuchen, beide Füße vom Boden zu lösen und mit gestrecktem Rücken auszubalancieren.

Was hilft noch bei Rückenschmerzen?

Man kann bei therapeutischen Hilfen, die aus eigener Initiative, dem eigenen Bedürfnis angewendet werden sollen, natürlich nur raten und eigene Erfahrungen weitergeben. Eine umfassende Darstellung und Erklärung spezieller Anwendungsmöglichkeiten finden Sie in der empfohlenen Spezialliteratur (Seite 92).

Anwendungen zur Selbstbehandlung

Wärme- und Kälteanwendungen

Viele der folgenden Wasseranwendungen wie warme Bäder oder Kneippsche Güsse können Sie ohne besondere Hilfsmittel gut zu Hause durchführen.

Bäder mit Heilkräuterzusätzen

Ein warmes Bad ist eine wunderbar entspannende Wohltat. Seine therapeutische Wirkung läßt sich durch Kräuterzusätze (Seite 74) wesentlich erhöhen. Auch Meeresschlick, den Sie in der Apotheke bekommen, ist hochwirksam für den Bewegungsapparat. Er sollte jedoch nicht während einer akuten Schmerzphase angewendet werden (zum Beispiel bei Hexenschuß).

Therapeutische Bäder sollten nicht länger als fünfzehn Minuten dauern und nicht wärmer sein als 35 Grad; Nachruhe ist empfehlenswert.

Beginnen Sie den Armguß immer rechts: an der Außenseite den Arm hinauf bis zur Schulter und an der Innenseite zurück zur Hand. Dann dasselbe am linken Arm.

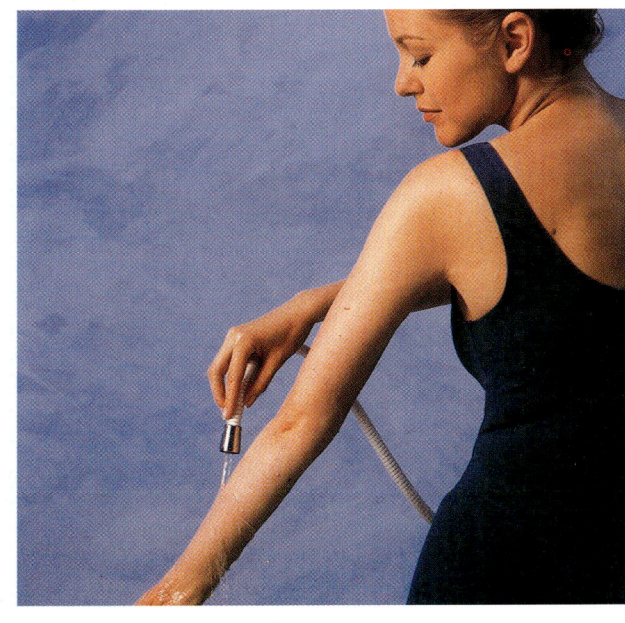

Kneippsche Wasseranwendungen

Wasseranwendungen nach der Kneipp-Methode wirken über den Kreislauf und das Nervensystem anregend oder dämpfend auf den gesamten Organismus, durch die Art und den Ort der Anwendung jedoch lassen sich gezielt Schwerpunkte setzen. Besonders wirksam sind solche Reiztherapien für Menschen, die an feuchten, kalten Händen und Füßen, schwankendem Blutdruck und schneller Ermüdbarkeit leiden.

Einfach durchzuführende Güsse

Heißwassermassage bei Rückenschmerzen

• Bei Rückenschmerzen, ob im Nacken- oder Kreuzbereich, zielen Sie mit einem kräftigen heißen Wasserstrahl für zehn bis fünfzehn Minuten auf die schmerzende Stelle. Wenn der akute Schmerz sich zu lösen beginnt, können Sie mit vorsichtigen kleinen Bewegungen der Wirbelsäule und des Beckens (Mobilisationsübungen Seite 61 und 63) beginnen, sie können alle auch im Stand ausgeführt werden und tragen – gemeinsam mit der intensiven Erwärmung – zur Schmerzlinderung bei.

Badezusätze zur Muskelentspannung:

• *Rosmarin*
• *Arnika*
• *Heublumen*
• *Kastanie*
• *Zinnkraut*
• *Wacholder*

• Kopfschmerzen bessern sich oft durch kalte Unterschenkelgüsse. Sie sollen das Bein mit einem möglichst geschlossenen Wassermantel umkleiden. Also: Entweder den Duschkopf abschrauben und den Schlauch verwenden oder den Duschkopf hautnah über das Bein führen. Der Wasserstrahl soll breit sein, aber nicht mit hartem Druck auf den Körper prallen. Der Weg des Wasserstrahls: Beginnen Sie mit dem rechten Bein, vom äußeren Fußrand an der Beinrückseite hinauf bis zur Kniekehle, einige Sekunden verweilen, dann an der Innenseite bis zur großen Zehe zurück. Dasselbe am linken Bein, hier jedoch, wenn Sie an der Kniekehle angekommen sind, mit dem Strahl zur rechten Kniekehle hinüberspringen, nach einigen Sekunden wieder zurück und herab zum inneren Knöchel des linken Beines.

Kalter Unterschenkelguß bei Kopfschmerzen

Dasselbe wird dann an der Vorderseite der Beine wiederholt, wobei Sie auch hier wieder am äußeren rechten Fußrand beginnen und am inneren linken Knöchel enden.

Bein- und Armgüsse bei Erschöpfung

Immer rechts beginnen

Auch bei allgemeiner körperlicher Erschöpfung, die ja oft von einem Schweregefühl der gesamten Muskulatur begleitet ist, haben sich diese Güsse bewährt. Hier können auch die Arme bis über die Schultern einbezo-

gen werden. Auch den Armguß beginnen Sie rechts: zuerst von der rechten Hand den Arm herauf bis zur Schulter und abwärts zurück zur Hand, dann das gleiche am linken Arm.
Literaturhinweise finden Sie auf Seite 91.

Wärmepackungen

Die bei Rückenleiden am häufigsten verwendeten Packungen sind: Fango, ein Mineralschlamm vulkanischen Ursprungs, Paraffin, ein Petroleumdestillat, und Moorschlamm. Wärmepackungen können Sie fertig (mit Gebrauchsanweisung) in der Apotheke kaufen. Leider ist die Anwendung zu Hause immer ein gewisses Provisorium, da die Packungen im Wasserbad oder Backofen erwärmt werden und recht schnell abkühlen. Bei Wärmepackungen ist die Wirkung sicher wesentlich intensiver, wenn sie im Rahmen einer Kur oder in einer krankengymnastischen Praxis verabreicht werden. Dann wirken sie auch intensiver auf den Kreislauf. Herzpatienten und solche mit labilem Blutdruck sollten zuvor jedenfalls ärztlichen Rat einholen.

Kältetherapie

Eis vermindert Gelenkschwellungen sowie Muskel- und Gewebsquellungen und kann bei Spannungskopfschmerzen sehr wohl tun. Gerade die oft sehr verspannten und schmerzhaften Muskelansätze am Hinterhaupt reagieren gut auf Kälte ebenso wie Schmerzen an der Schulterkuppe und am Ellenbogen. Selbst bei Ischias hat sich Eis – auf den Hauptschmerzpunkt gelegt – schon als große Erleichterung erwiesen.
Es ist besonders wirkungsvoll bei akut-entzündlichen Reizzuständen, und dies vor allem aus folgenden Gründen: Zum einen dämpft Eis den akuten Schmerz, wodurch es möglich wird, therapeutisch notwendige

Was hilft besser: Wärme oder Kälte?
Das läßt sich – bis auf wenige Fälle – nicht allgemeingültig sagen. Darum nur soviel: Auf Entzündungen gehört Eis. Auch bei Spannungskopfschmerzen bewirkt Kälte oft mehr als Wärme ebenso bei Schulter-Arm-Schmerzen, bei denen sich ein umschriebener Schmerzpunkt vorne an der Schulterkuppe feststellen läßt, ebenso beim Tennisellenbogen.
Bei allen anderen Schmerz- und Spannungszuständen des Rückens sollte man sich von seinem Körpergefühl leiten lassen. Wer ein starkes Wärmebedürfnis hat, dem wird Wärme guttun – das gleiche gilt für Kälte.

■ **Den Arzt fragen**

Bei Gelenkschwellungen, Spannungskopfschmerz und Ischias

Bewegungen, die die Heilung fördern, ohne Abwehrspannungen hervorzurufen, bereits frühzeitig auszuführen. Zum anderen fördert Kälte die Durchblutung auf eine außerordentlich gefäßaktive Weise, was zu einer intensiven Rötung und einem anschließenden deutlichen Wärmegefühl führt.

Die Anwendung von Kälte
Es gibt fertige Trockenkühlpackungen in der Apotheke. Diese sollten Sie nie ohne ein dünnes Baumwolltuch auf die bloße Haut legen. Oft wird aber feuchte Kälte als angenehmer empfunden; dann genügen Eiswürfel aus dem Kühlschrank, in ein Baumwolltuch (Handtuch) gefüllt und zusammengebunden. Sie lassen sich so im Tiefkühlfach lange aufbewahren und funktionsfähig erhalten.

Eisauflagen nie länger als 5 Minuten anwenden!

Bei der Dauer der Auflage richten Sie sich am besten nach Ihrem eigenen Körpergefühl. Die Auflage sollte aber nie länger als 5 Minuten dauern, dann wieder unterbrechen. Zu lange aufgelegte Kältepackungen können das Gewebe schädigen.

Sauna

Auch bei Rückenschmerzen wirkt die Sauna entspannend, schmerzlindernd und stoffwechselanregend

Beim Saunen setzt man sich im Wechsel extremen Heiß- und Kaltreizen aus. Dadurch wird der Körper gründlich entschlackt, denn durch starkes Schwitzen scheidet er Schlacken aus. Die Wirkung der Sauna beruht auch auf einer wohligen Entspannung durch die Wärme. Gleichzeitig werden sämtliche Organfunktionen angeregt. Auch die Kondition bessert sich durch den Wechsel von heiß und kalt, weil der gesamte Organismus abgehärtet wird. Auch bei »Mikrotraumen«, also winzigen Einrissen, besonders an Muskelfasern, aber ebenso an Sehnen, Bändern und Gelenkkapseln, zum Beispiel bei einem Muskelkater, bringt der durchblutungsanregende »Heiß-Kalt-Wechsel« schnell Erleichterung.

■ **Den Arzt fragen**

Vorsicht geboten ist allerdings für Herz- und Kreislaufkranke oder -gefährdete, für Menschen mit Bluthochdruck oder Schilddrüsenüberfunktion und, was häufig unterschätzt wird, auch während einer akuten Virusinfektion. Besprechen Sie also unbedingt mit Ihrem Arzt, ob der Saunabesuch für Sie empfehlenswert ist.

Ernährung

Die Haltung des Körpers hängt auch von seinem Gewicht ab. Ein dicker Bauch ist nicht nur kosmetisch unschön, er verändert auch das Gleichgewicht der verschiedenen Körperabschnitte, indem er »vorderlastig« macht und dadurch die Rückenmuskeln überanstrengt. Übergewicht drängt das Zwerchfell hoch und hemmt dadurch Herztätigkeit und Atmung, und so wird die sauerstoffabhängige Muskulatur »sauerstoffunterversorgt«. Es belastet auch das Stützgewebe, die Knorpel der Gelenkflächen, und das nicht nur an Knie und Hüfte, sondern auch an den vielen kleinen Gelenken der Wirbelsäule, deren Druckbelastung durch Übergewicht außerordentlich zunimmt.

Das Körpergewicht beeinflußt die Haltung

Fettablagerungen in der Wand der Blutgefäße führen zu arterieller Gefäßverkalkung, zu Bluthochdruck und erhöhen das Herzinfarktrisiko. Diese Fettablagerungen können auch bei schlanken Menschen vorkommen, die zwar nicht zuviel, aber das Falsche essen.

Die richtigen Nahrungsmittel
Bevorzugen sollten Sie eine gemischte, abwechslungsreiche Vollwertkost wie Vollkornbrot, Honig statt Zukker, viel Gemüse und Obst. Den Verzehr von Schweinefleisch und schweinefetthaltiger Wurst sollten Sie weitgehend einschränken, denn es gibt immer wieder Studien, die dafür sprechen, daß Schweinefleisch und -fett möglicherweise Substanzen enthalten, die die Knorpelqualität mindern. Haben Sie Gelenkbeschwerden, so sollten Sie zumindest Ihren Konsum aufmerksam beobachten und gegebenenfalls reduzieren. Literaturhinweise finden Sie auf Seite 91.

Gelenkbeschwerden durch falsche Ernährung?

Heilfasten

Der Organismus wird durch Heilfasten gründlich entschlackt, was auf Knorpel und andere Stützgewebe reinigend und regenerierend wirkt. Es bewirkt eine krasse Umstellung des gesamten Stoffwechsels, ist also eine Ganzkörpertherapie. Darum sollten Sie sich vor Beginn unbedingt mit Ihrem Arzt beraten. Literaturhinweise finden Sie auf Seite 91.

■ **Den Arzt fragen**

Yoga

Das Erlernen der Körperbeherrschung ohne große
Mühe, Zwang und Schmerz ist eine der Besonderhei-
ten des Yoga. Unter dem Gesichtspunkt von Rückenschmerzen bringt es oft spürbare Erleichterung, zumal
ein großer Teil der Grundhaltungen – der »Asanas« –
von der hier immer wieder geforderten Beckenaufrichtung als Basishaltung ausgeht und auch Atmung und
Entspannung in der Yogalehre einen sehr wesentlichen
Raum einnehmen. So können Spannungskopfschmerzen, Nacken- und Kreuzschmerzen durch Yoga sicherlich wesentlich gebessert werden. Voraussetzung hierzu ist allerdings ein wirklich guter Yogalehrer und die
eigene Bereitschaft, das Gelernte in den Alltag zu
übernehmen.
Literaturhinweise finden Sie auf Seite 91.

Autogenes Training

Wirksam ist das autogene Training bei Kopf-, Nacken-
und Rückenschmerzen, bei Durchblutungsstörungen,
dem nächtlichen Einschlafen der Hände und natürlich
auch bei Rückenschmerzen, die durch psychische
Belastung, also seelische Spannungen entstanden
sind. Hier sollte allerdings gleichzeitig eine Konfliktbewältigung versucht werden, wozu es aber meist einer
qualifizierten Hilfestellung bedarf.
Beim autogenen Training stehen Atmung und konzentrative Selbstentspannung im Vordergrund, wäh-

*Atmung und
Entspannung*

rend die Körperhaltung in den Hintergrund tritt.
Kurse werden auch von Ärzten und Psychotherapeu-
ten angeboten; Sie sollten sich umhören, denn es
bedarf eines guten Lehrers und einer kleinen Lern-
gruppe.
Aus eigener Erfahrung weiß ich, daß es für Menschen,
die autogenes Training aus gesundheitlichen Gründen
wirklich brauchen, sehr viel schwerer zu erlernen ist
als für diejenigen, die es eben nur aus Interesse aus-

*Mit Geduld
trainieren*

üben wollen. Der Name »Training« hat hier wirklich
einen wörtlichen Sinn: Man muß die Methode immer
wieder üben, sie aufs neue versuchen, nicht verzagen,
sie nicht erzwingen wollen, sondern sich ihr hingeben

und mit Geduld auf den Erfolg warten.
Literaturhinweise finden Sie auf Seite 91.

Gesunder Rücken durch Sport?

Je vielfältiger Sport betrieben wird, desto »gesünder« *Vermeiden Sie*
ist er. Ausdauer und Kraft sollten einander ergänzen, *Einseitigkeit*
nicht ausschließen. Viele Hochleistungssportler sind
körperlich gefährdet durch Einseitigkeit.

Mit Freude Sport treiben
Für alle Sportarten gilt außerdem, daß man sie mit
Freude ausüben sollte. Das bedeutet aber nicht, es
ganz ohne Ehrgeiz zu tun. Es gibt durchaus einen
notwendigen und gesunden
»Eustreß«, den Anreiz, auch
einmal den Situationsdruck
einer Leistungsforderung
anzunehmen. Das sollte
jedoch nicht die Regel sein.
Das Gefühl der Lebensfreude
sollte immer überwiegen.
Bevor Sie sich für eine oder
mehrere Sportarten entscheiden, machen Sie sich bitte
bewußt: Das tägliche Hal-
tungstraining zur Stärkung
des Stützgewebes ist die
Basis. Welche Übungen Sie in
eine kurze Tagesgymnastik
einbeziehen, hängt von Ihren
persönlichen Erfordernissen
ab. Am nötigsten haben es
meist die Rückenmuskeln im
Kreuzbereich und die Bauch-
muskeln (Seite 67 bis 73). Wichtig: Das Training beginnt schon, wenn Sie sich bemühen, über lange Zeit
richtig zu sitzen.

Einige Grundgedanken
Sport ist nicht schon allein deswegen gesund,
weil man sich dabei bewegt! Ein Ausdauertraining an der frischen Luft regeneriert den
gesamten Organismus im Sinne einer
Leistungssteigerung. Besonders Atmung und
Kreislauf werden angeregt und trainiert. Eine
Stärkung des Stütz- und Bewegungsapparates,
von Muskeln, Bändern und Gelenken, erreicht
man durch isometrische Übungen, durch ein
gezieltes Krafttraining, durch Haltungs- und
Spannungsübungen der Muskulatur.
Schädlich sind alle Sportarten, bei denen es
zu einer Stauchung der Wirbelsäule kommt.
Ebenso problematisch sind Übungen, die zu
einer Drehung der Wirbelsäule führen bei
gleichzeitiger Belastung.

*Sportarten, die als Ausdauertraining
zu empfehlen sind*
• Laufen, möglichst auf weichem Boden und mit geeigneten Schuhen. Dabei sollten Sie stets in der Lage

TIP

Yoga (Seite 78) ist ein geeignetes isometrisches Haltungstraining, ebenso manche asiatische Kampfsportart, zum Beispiel Taekwondo.

sein, mit einem mitlaufenden Partner noch zu sprechen. Wollen Sie schneller laufen, dann sollten Sie längere Gehabschnitte einschieben, um ein Kreislaufrisiko auszuschließen.

• Schnelles ausdauerndes Gehen ist auch bereits ein sinnvolles Ausdauertraining.

• Schwimmen ebenso. Beim Brustschwimmen den Kopf aber nicht zu steil aus dem Wasser heben, um eine Überstreckung der Wirbelsäule zu vermeiden. Besser ist Rückenschwimmen.

• Radfahren ist nicht nur ein gesundes Vergnügen, sondern auch Ausdauertraining. Die Lenker-Sattel-Höhe muß jedoch stimmen, das heißt, man darf nicht mit rundem Rücken über der zu niedrigen Lenkstange hängen, da man dabei die Halswirbelsäule nach hinten überstreckt.

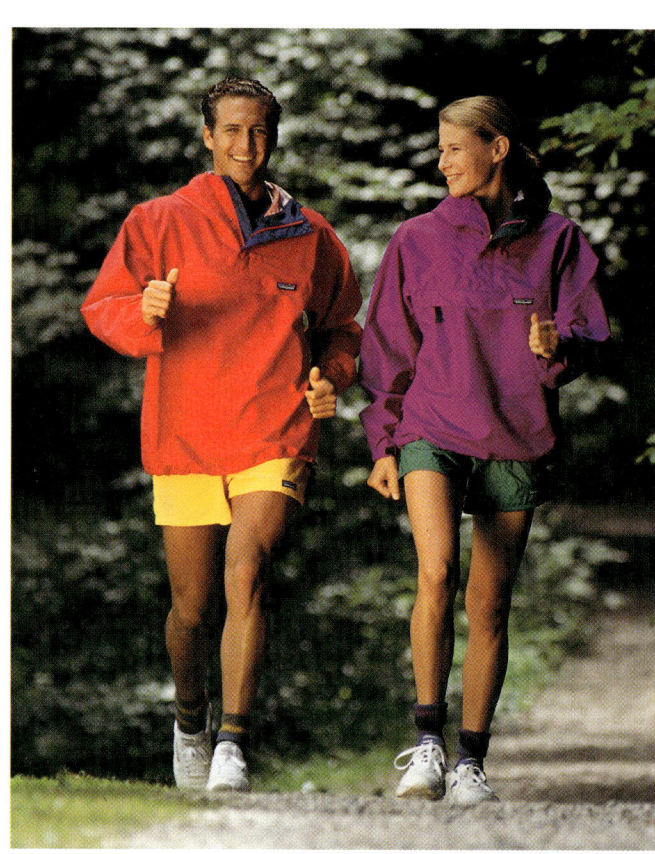

Sport sollte auch Spaß machen und spielerisch betrieben werden.

Sportarten, die nur mit Vorbehalt empfehlenswert sind

• Tennis und Golf sind in ihrer Verträglichkeit abhängig von der Technik, der Platzbeschaffenheit und den Schuhen. Alle Schläge, die reißen, sind gefährlich, ebenso die Kombination von Beugung und Drehung, was sich aber bei diesen Sportarten nicht vermeiden läßt. Beim Tennistraining nicht zu lange spielen und immer wieder Pausen einlegen.

• Auch Reiten ist eine Frage der Technik und des Könnens, denn der Grad der Stauchung der Wirbelsäule hängt ganz wesentlich von der Haltung und der Kraft des Rückens ab.

Achten Sie auf die richtige Technik

• Alle Ballspiele in einer Halle sind abhängig von geeigneten Schuhen.

• Beim Fußball ist die Verletzungsgefahr groß; nicht nur durch Stoß, Zerrung und Prellung an den Beinen. Auch die Wirbelsäule wird stark strapaziert. Kleinere Zerrungen und Stauchungen machen sich oft erst später bemerkbar und können dann massive Schmerzen auslösen.

Eine Strapaze für die Wirbelsäule

• Aerobic hängt in seiner Wirkung sehr von der vermittelnden Lehrkraft ab. Das Risiko dieser Programme liegt in ihrem häufig zu hohen Tempo. Dadurch werden Übungen, die, langsam und kontrolliert gemacht, sinnvoll sind, unsinnig oder sogar schädlich.

In der Naturheil-praxis

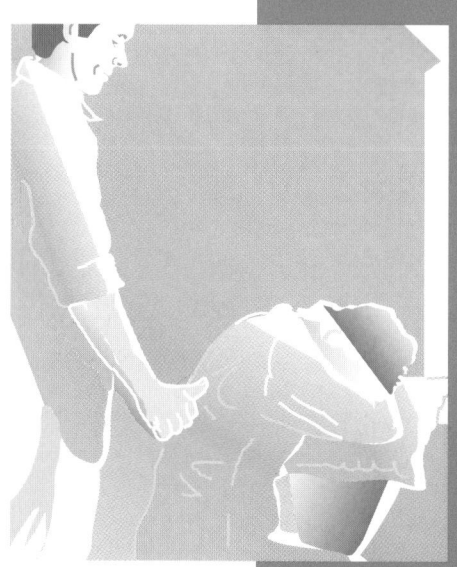

Unter fachlicher Anleitung und Haltungskontrolle läßt sich das verlorengegangene Körpergefühl leichter wiederfinden, und so beginnt die Behandlung bei fast allen Rückenbeschwerden mit krankengymnastischen Anwendungen, begleitet von Massage und Elektrotherapie.

Krankengymnastische Anwendungen

Krankengymnastik

Bei Rückenbeschwerden zieht sich durch fast alle Therapievorschläge wie ein roter Faden die Aufforderung zur Korrektur der eigenen Körperhaltung und zur Kontrolle der Bewegungen. Zu entwickeln ist ein natürliches Körperbewußtsein, das so ausgewogen ist, daß Kräfte gespart, Schmerzen vermieden werden, und überdies das Gefühl vermittelt wird, sich »wohl zu fühlen in seiner Haut«.

Da dieses selbstverständliche Haltungsgefühl meist früh verlorenging, muß man es neu lernen. Man braucht Anleitung, Anregung und Korrektur. Zuerst muß jedoch der Körper in die Lage versetzt werden, diesen Anforderungen genügen zu können. Seine Muskeln müssen nachgeben können, aber auch halten, die Gelenke müssen ihr Bewegungsausmaß wahrnehmen können, aber auch stabil sein, der Gesamtorganismus muß funktionell intakt sein.

Die Aufgaben der Krankengymnastik
Sie arbeitet im Sinn einer »Wiedergutmachung« – falls schon Schäden aufgetreten sind –, aber auch vorbeugend, um schmerzhafte Veränderungen zu vermeiden. Für eine der wichtigsten Aufgaben halte ich das »Sich-selbst-sehen-Lernen« und das »Spüren-Lernen«. Erst dann haben Training und Korrektur einen Sinn.

So steht am Beginn einer Behandlung immer eine »Bestandsaufnahme« der Körperverhältnisse, also von Gewohnheitshaltungen, aber auch von Muskelverhältnissen und der Gewebsqualität. Ganz wichtig hierfür ist eine gemeinsame Spiegelkontrolle mit dem Patienten, denn kaum einer kennt sein »Haltungsmuster« wirklich genau. Nach dieser Kontrolle weiß man, ob und wo man die Wirbelsäule mobilisieren oder stabilisieren muß, welche Muskeln gedehnt und welche trainiert werden müssen. Jede Behandlung sollte also mit Krankengymnastik beginnen.

Begleitende Maßnahmen haben dabei durchaus ihr therapeutisches Gewicht. Ihre Wirkung kann aber – wenn das zentrale Haltungs- und Bewegungsproblem nicht gelöst ist – kaum von Dauer sein!

Begleitende Maßnahmen zur Krankengymnastik:

- *Massagen (Seite 84)*
- *Elektrotherapie (Seite 86)*
- *Wärme- und Kältetherapie (Seite 73)*

Die Haltung gemeinsam im Spiegel kontrollieren

Massage

Die Wirkung einer Massage im Zusammenhang mit Rückenschmerzen beruht vor allem auf ihrer allgemeinen Muskelentspannung. Eine lockernde Massage sollte vor allem weich sein – sie darf schon gar nicht blaue Flecken machen –, denn nicht alles, was weh tut, ist deshalb auch gesund.

Körperliche und seelische Entspannung

Eine gute Massage hat noch einen zweiten, ebenso wichtigen Effekt: die gleichzeitige seelische Entspannung, eine Lösung innerer Verkrampfung, das Gefühl, einfach nur da zu sein und abschalten zu können. Dieser Gesichtspunkt ist nicht zu unterschätzen, denn viele Menschen erfahren in ihrem Leben wenig Zuwendung; sie stehen unter dem Druck von Alltagssorgen und Berufsstreß, sie müssen stets aktiv und präsent sein und dürfen sich nie gehenlassen. Für sie ist eine Rücken- und Nackenmassage oft körperliche und seelische Entlastung zugleich. Sie müssen einmal nicht den »Nacken steif halten«, da man ihnen »den Rücken stärkt«.

Massagen und anschließende Muskeldehnung

Therapeutisch gezielter wirken Massagen in Verbindung mit Muskeldehnungen. Dabei wird nicht der ganze Rücken massiert, sondern es werden nur Verspannungen und Muskelhärten mit verschiedenen Techniken behandelt.

Teilmassagen lösen Verspannungen und Verhärtungen, Ganzkörpermassagen wirken erholsam

Bei einer Massage im Rahmen der krankengymnastischen Behandlung ist eine ständige Kontrolle möglich, ob beispielsweise nach einer Dehnung eine Bewegung, die vorher eingeschränkt war, nun mit größerem Bewegungsausmaß möglich ist und weniger Schmerzen verursacht. Muskeldehnungen werden von Therapeuten immer über ein kurzes einleitendes Anspannen ausgeführt, dem die Entspannungsphase folgt, während der betreffende Muskel durch die Hand des Behandlers gedehnt wird.

Ganzmassagen haben vor allem einen allgemein wohlig entspannenden Effekt, weshalb sie häufig mit einem Saunabesuch kombiniert werden. Das sind aber schon weit in den Erholungsbereich reichende Maßnahmen, die nicht mehr zur eigentlichen Therapie zu rechnen sind.

Bindegewebsmassage

Besonders wirkungsvoll ist die Bindegewebsmassage im orthopädischen Bereich bei Kopfschmerzen, bei Zwischenrippen-Neuralgien, bei Beschwerden im Bereich der Brustwirbelsäule (die Herzbeschwerden vortäuschen können), auch bei Schulter-Arm-Schmerzen, Hüftgelenksarthrosen und Ischiasbeschwerden.

Das Bindegewebe umhüllt die Organe im Organismus

Es hält die Organe an ihrem Platz und unterpolstert die Haut, um ihr die zu ihrer Versorgung notwendigen feinen Blutgefäße und Nerven zuzuführen. In dieser tiefen Hautschicht wird bei der Bindegewebsmassage durch eine bestimmte Technik ein mechanischer Reiz gesetzt, der über Nervenbahnen und Schaltstationen eine Reaktion hervorruft. Es kommt einerseits zu einer Anregung des umhüllten Organs durch eine verbesserte Durchblutung, andererseits zu einer Verschiebung im vegetativen Nervensystem in Richtung »Schongang«. Die Organe können sich erholen und wieder besser arbeiten.

Auch zur Diagnose geeignet

Da verschiedene Organstörungen aber auch im Unterhaut-Bindegewebe als Spannungszonen sichtbar werden, läßt sich Bindegewebsmassage auch zur Diagnostik nutzen.

Lymphdrainage

Sie hat sich bei der Behandlung von Migräne und Spannungskopfschmerzen bewährt und bei manchen Gelenkschmerzen, vor allem bei Gelenkrheumatismus der primär chronischen Form.

Ihre Wirkung beruht auf dem Abtransport von gestauter Gewebsflüssigkeit, die Stoffwechselschlacken aus dem Zellstoffwechsel aufnimmt: Die Lymphe wird über ein Kanalsystem und darin eingebaute Entgiftungsstationen, die Lymphknoten, dem Venensystem zugeführt, von wo aus der Kreislauf der Gewebsflüssigkeit von neuem beginnt. Sind die Lymphknoten und das Zuflußsystem überlastet, kommt es zum Rückstau und zu Quellungen im Gewebe, die durch den sanften mechanischen Schub der Lymphdrainage abtransportiert werden.

> **Lymphdrainage ist bewährt bei:**
>
> • *Migräne*
> • *Spannungs-kopfschmerz*
> • *Gelenkschmerzen wie primär chronischem Gelenkrheumatismus*

Spezialmassage zur Entstauung

Chiropraktik und manuelle Therapie

Das »Einrenken« verschobener und ineinander »verhakter«, also blockierter Wirbelgelenke ist eine große Kunst. Es gehört dazu ein außerordentlich sensibles Fingerspitzen- und Tastgefühl, die Beherrschung einer sicheren Funktionsanalyse, ebenso die einer einfühlsamen Technik.

Durch erfahrene Therapeuten

Man sollte sich zu derartigen Manipulationen nur in die Hände sehr erfahrener Therapeuten begeben, die eine qualifizierte Ausbildung in manueller Medizin und chiropraktischen Techniken haben. Dann aber kann es einmal glücken, daß man schmerzvoll und gekrümmt eine solche Praxis betrat und sie strahlend und aufrecht wieder verläßt. Meist jedoch bedarf es mehrerer Behandlungen, um einen Erfolg zu erreichen. Auch die Muskulatur muß auf die Therapie eingestellt werden, indem sie zuerst lernen muß, nachzugeben, um das betreffende Gelenk überhaupt erst zurechtrücken zu können, und dann ein Training braucht, um die neue Gelenkstellung zu halten.

Elektrotherapie

Elektrotherapie kann im Rahmen einer Behandlung zur Schmerzerleichterung bei Rückenschmerzen sinnvoll eingesetzt werden, allerdings nur als unterstützende Maßnahme innerhalb der Gesamttherapie. Es gibt verschiedene Stromarten und Frequenzbereiche, die man therapeutisch anwenden kann.

Ultraschall zur Schmerzerleichterung

Ultraschall eignet sich besonders gut für schmerzhafte Sehnenansätze, bei Reizungen der Knochenhaut und bei schmerzhaften Knoten in der Muskulatur. Ultraschall verbessert den Zellstoffwechsel, setzt die Schmerzschwelle herab und hilft so bei der Lösung von vernarbtem verklebtem Gewebe. Die Muskulatur aber reagiert oft positiver auf eine Stromdurchflutung mit Reizstrom.

Fußreflexzonen-Massage

Massagetechnik mit Fernwirkung – geeignet für Therapie und Diagnose

Diese therapeutische Methode kann unter anderem auch Kopfschmerzen und Muskelspannungsschmerzen günstig beeinflussen. Derartige Schmerzen entstehen oft durch Funktionsstörungen innerer Organe. Sie bessern sich oder verschwinden, wenn das blockierte Organ wieder richtig zu arbeiten beginnt.

Bei dieser Behandlungsmethode geht man davon aus, daß sich Projektionen der Organe am Fuß abbilden, wobei sich bestimmte Punkte einzelnen Organen zuordnen lassen. Liegt eine Störung eines Organs vor, reagieren diese Punkte außerordentlich schmerzhaft auf Druck. Dieser Druck aber übt gleichzeitig eine heilende Wirkung auf das zugehörige Organ aus.

Die Selbstbehandlung ist schwierig

Es wird immer wieder dazu ermuntert, diese Technik selbst zu erlernen. Das ist aber nur bedingt möglich, da es sehr schwer ist, sich gleichzeitig zu entspannen und konzentriert tätig zu sein. Zudem ist die Beweglichkeit von Bein und Fuß meist nicht so groß, daß sich mit dem Fuß in der Hand eine bequeme Lagerung für die Entspannung findet. Und auch die Therapeut-Patient-Beziehung, das Kontaktgespräch, entfällt, das für solche Methoden besonders wichtig ist. Es ist eben – wie auch bei anderen therapeutischen Empfehlungen – schwierig, gleichzeitig »Arzt« und »Patient« zu sein. Literaturhinweise finden Sie auf Seite 91.

Reflektorisch wirkende Methoden

Darunter versteht man Methoden, bei denen der Ort der Behandlung und jener der Wirkung nicht derselbe ist. Man kann deshalb von einer »Fernwirkung« sprechen. Hierzu gehören beispielsweise: Bindegewebsmassage, Fußreflexzonen-Massage, Akupunktur, Akupressur und Neuraltherapie. Sie alle können zur Unterstützung der Behandlung von Rückenschmerzen angewandt werden, sollten aber immer in Verbindung mit einem Haltungstraining stehen, da sonst der Ausgangspunkt des Leidens wie ein »Wurzelstock« erhalten bleibt, aus dem sich bald wieder neue Beschwerden entwickeln.

Akupunktur

Die Anwendungsgebiete der Akupunktur sind außerordentlich vielfältig. Sehr wirksam ist sie als schmerzstillende Therapie bei Migräne, bei Neuralgien, bei Schmerzen im Iliosakralgelenk oder bei einem Tennisellenbogen, also an schmerzhaft gereizten Gewebsabschnitten von Knochenhaut, Bändern und Gelenken. Diese chinesische weit über 2.000 Jahre alte Heilmethode beruht auf dem naturphilosophischen Grund-

Akupunktur wirkt schmerzlindernd bei:

• *Migräne*
• *Neuralgien*
• *Schmerzen im Iliosakralgelenk*
• *Tennisellenbogen*

gedanken, daß alles in der Natur zweipolig angelegt ist – Erde und Himmel, Licht und Dunkelheit, Wärme und Kälte, Tag und Nacht, männlich und weiblich, Bewegung und Ruhe, Wachen und Schlafen. Diese gegensätzlichen Begriffe werden als »Yin und Yang« gekennzeichnet; die dem Yang-Begriff zugeordneten Dinge verkörpern das starke, aktive, formgebende, schöpferische Prinzip, die dem Yin-Begriff zugeordneten das warme, mütterliche, geborgene, empfangende Prinzip. Diese Gegensatzpaare gibt es auch im menschlichen Organismus: Das vegetative Nervensystem hat einen antreibenden, aktivierenden und einen dämpfenden, beruhigenden Anteil, und auch die verschiedenen Organe selbst sowie die von ihnen produzierten Substanzen ergänzen einander nach diesem Grundprinzip. Solange sich die dem Yin und Yang zugeordneten Lebenselemente im Gleichgewicht befinden, ist der lebendige Organismus gesund. Verschiebt sich diese Balance, wird er krank.

Akupressur zur Selbstbehandlung
Dies ist eine der wenigen therapeutischen Methoden, die man gut an sich selbst ausüben kann. Es ist sozusagen »die kleine Hilfe im Alltag«, die auch aus China kommt und auf demselben Prinzip beruht wie die Akupunktur. Darum muß man zumindest diejenigen Akupunkturpunkte kennen, die man für sich am häufigsten braucht. Das sind in erster Linie Kopfschmerzpunkte an Stirn und Schläfen, auf denen mit den Fingerspitzen unter leichtem Druck zirkuliert wird. Das besonders Praktische an dieser Art der Akupunktur ist, daß man sein »technisches Besteck« stets bei sich hat – seine Hände (Bücher Seite 91).

Die gestörte Harmonie wiederherstellen

Die Akupunktur versucht, die Gewichte der bipolaren Stoffe und Funktionen wieder auszugleichen, um die Einheit aller lebendigen Vorgänge zurückzugewinnen. Am menschlichen Körper stellen sich diese verschiedenen Prinzipien durch »Meridiane« dar; das sind den ganzen Körper durchziehende Längslinien, auf denen sich besonders sensible Punkte befinden. Von denen aus können einzelne Organe beeinflußt werden – sowohl im Sinne einer Anregung als auch einer Dämpfung –, um sie wieder in ein heilsames Gleichgewicht zu bringen.

Technisch werden diese Punkte durch Nadeln gereizt, wobei zum Erzielen einer eher anregenden Wirkung

Reizung der Punkte durch feine Nadeln

goldene Nadeln, für eine eher dämpfende silberne Nadeln verwendet werden.

Auch die Akupunktur ist bei Rückenschmerzen eine begleitende, oft sehr erfolgreiche Heilmaßnahme; sie wirkt jedoch um so weniger, je mehr andere Heilmethoden bereits zuvor angewandt wurden, etwa in Form von Spritzen, Bestrahlungen oder Salben. Es gibt dann sogar eine »Akupunkturresistenz«. Literaturhinweise finden Sie auf Seite 91.

Elektro-Akupunktur

Hierbei wird die Funktion der Nadel von einer kleinen Elektrode übernommen, die aber an denselben Akupunkturpunkten angesetzt wird.

Für Diagnose und Therapie

Die Elektro-Akupunktur wird bei den gleichen Krankheitsbildern eingesetzt, eignet sich aber auch hervorragend zur Diagnose, da sie nicht nur elektrische Impulse zu den betreffenden Organen aussendet, sondern auch Impulse von ihnen bekommt.

Neuraltherapie

Die Neuraltherapie wurde mehr oder weniger zufällig von den Arztbrüdern Huneke vor etwa siebzig Jahren entdeckt: Sie beobachteten, daß ein Medikament, das man zur Schmerzbekämpfung in der Zahnheilkunde kannte, bei einer versehentlichen Injektion in eine Vene eine völlig unerwartete schmerzlindernde Wirkung hatte, und zwar bei einer schweren Migräne.

Eine Zufallsentdeckung

In jahrelangen Versuchen wurden dann sowohl das Medikament als auch die Spritzentechnik verbessert. Man stellte vor allem fest, daß das Medikament ebenso wirksam war, wenn es nur flach ins Gewebe des schmerzenden Gebietes gespritzt wurde, so daß sich dort eine Quaddel bildete. Schließlich fand man besonders geeignete Punkte zum Spritzen ganzer Serien von Quaddeln.

Therapeutisch wirksam ist diese Heilmethode – im orthopädischen Bereich – bei Kopfschmerzen, Schulter-Arm-Schmerzen, auch ein Ischias oder Hexenschuß kann eventuell sekundenschnell verschwinden. Heute wird sie häufig auch von nicht ausschließlich naturheilkundlich orientierten Ärzten angewandt.

Neuraltherapie wirkt schmerzlindernd bei:

- *Kopfschmerzen*
- *Schulter-Arm-Schmerzen*
- *Ischias*
- *Hexenschuß*

Hämatogene Oxydationstherapie

Heilung durch sauerstoffangereichertes Eigenblut

Diese Sauerstoffbehandlung (»HOT«) hat sich vor allem auf dem Gebiet der inneren Erkrankungen bewährt: Es wird dem Körper Blut entnommen, außerhalb des Körpers mit Sauerstoff angereichert und mit ultraviolettem Licht bestrahlt, danach über die Vene dem Körper wieder zugeführt. Das Bestrahlen mit UV-Licht führt zu einer »Aktivierung« des Sauerstoffs. Es handelt sich also um eine photochemische Reaktion von Sauerstoff mit im Blut vorhandenen Stoffen.

Möglichkeiten der Kostenerstattung

In bestimmten Fällen ersetzen die gesetzlichen Krankenkassen die Kosten naturheilkundlicher Therapien.
• Suchen Sie sich einen Arzt Ihres Vertrauens, der mit seiner gesamten ärztlichen Auffassung hinter ganzheitlichen Therapiemethoden steht, also einen Arzt für Naturheilverfahren.
• Es gibt inzwischen in allen Fachbereichen der Medizin Ärzte für Naturheilverfahren und Homöopathie.

Wichtig: die Abstimmung von Krankheitsbild und Therapie

Deren Verordnungen werden, falls die Diagnose, also das Krankheitsbild, die verordnete Therapie rechtfertigt, erstattet. Hier kommt es auf die Abstimmung von Krankheitsbild und Therapie an, die der Arzt zum Ausdruck bringen muß. Vieles liegt auch am Verhandlungsgeschick des Arztes, ebenso wie an dem des Patienten gegenüber seiner Krankenkasse.
• Weitgehend akzeptiert werden heute schon von seiten der Kassen: die Akupunktur, die Neuraltherapie, häufig auch die Sauerstoff-Mehrschritt-Therapie.

Einige akzeptierte Naturheilverfahren

Wichtig ist aber die genaue Begründung der Notwendigkeit von Seiten des Arztes.
• Fragen Sie auch selbst bei Ihrer Kasse nach, in wieweit sie bereit ist zur Kostenübernahme, lassen sich diese auch, soweit sie erfolgt, schriftlich bestätigen.
• Fragen Sie auch ruhig Ihren Arzt nach den durch eine spezielle Therapie entstehenden Kosten. Manchmal sind sie weit geringer als man vermutet hat, und dann lohnt es sich vielleicht doch, die von der Kasse abgelehnten Kosten einmal selbst zu tragen, falls sie in einem akzeptablen Rahmen bleiben.

Zum Nachschlagen

Bücher, die weiterhelfen

- Bertagnoli, Rudolf, Sprechstunde Rückenschmerzen; Gräfe und Unzer Verlag, München.
- Dosch, J. Peter, Wissenswertes über die Neuraltherapie nach Dr. Huneke; Haug Verlag, Heidelberg.
- Die große GU Nährwert Tabelle; Die große GU Vitamin- und Mineralstoff Tabelle; GU Kompaß Nährwerte; alle Titel: Gräfe und Unzer Verlag, München.
- Huang, Chungliang Al, Tai Ji; Gräfe und Unzer Verlag, München.
- Kaiser, Josef, H., (Hrsg.), Das große Kneippbuch; Ehrenwirth Verlag, München.
- Klever, Ulrich, Klevers Kalorien-Joule-Kompaß; Gräfe und Unzer Verlag, München.
- Kuratorium Knochengesundheit e. V., Sprechstunde Osteoporose; Gräfe und Unzer Verlag, München.
- Langen, Dietrich, Autogenes Training; Gräfe und Unzer Verlag, München.
- Lützer, Hellmut, Wie neugeboren durch Fasten; Richtig essen nach dem Fasten; beide Titel: Gräfe und Unzer Verlag, München.
- Mann, Felix, Akupunktur; Haug Verlag, Heidelberg.
- Pahlow, Mannfried, Heilpflanzen – Meine besten Rezepte; Das große Buch der Heilpflanzen; beide Titel: Gräfe und Unzer Verlag, München
- Rias-Bucher, Barbara, Kochvergnügen vegetarisch; Gräfe und Unzer Verlag, München.
- Rosival, Vera, Migräne natürlich behandeln; Gräfe und Unzer Verlag, München.
- Schutt, Karin, Wasser – Quelle für Schönheit und Wohlbefinden; Gräfe und Unzer Verlag, München.
- Sivananda Yoga Zentrum (Hrsg.), Yoga für alle Lebensstufen – in Bildern; Gräfe und Unzer Verlag, München.
- Stumpf, Werner, Der große GU Ratgeber Homöopathie; Homöopathie für Kinder; beide Titel: Gräfe und Unzer Verlag, München.

- Triebel-Thome, Anna, Feldenkrais; Gräfe und Unzer Verlag, München.
- Wagner, Franz, Akupressur – Energiefluß anregen und harmonisieren; Reflexzonen-Massage; beide Titel: Gräfe und Unzer Verlag, München.
- Werner, Dr. med. Günther T., Nelles, Michaele, Rückenschule – Aktiv gegen Verspannung und Schmerz; Gräfe und Unzer Verlag, München.
- Werner, Monika, Sanfte Massage mit ätherischen Ölen; Gräfe und Unzer Verlag, München.

Fachliteratur

- Alexander/Zoubetz, Moderne Naturmedizin; Econ Verlag, Düsseldorf, 1985.
- Brügger, A., Reflektorische arthromuskuläre Arbeit des Organismus gegen die krumme Körperhaltung. In: Funktionskrankheiten des Bewegungsapparates. Band 1, Heft 1; Gustav Fischer Verlag, Stuttgart, 1986.
- Evjenth, Olaf/Hamberg, Jern, Muskeldehnung, warum und wie?; Remed Verlag, Zug.
- Frisch, H., Programmierte Untersuchung des Bewegungsapparates; Springer Verlag, Berlin, Heidelberg, 1983.
- Gustavson, Rolf, Trainingstherapie im Rahmen der Manuellen Medizin, Prophylaxe und Rehabilitation; Georg Thieme Verlag, Stuttgart, New York 1984.
- Huggler, Peter, Der 100%ige Mensch, Chiropraktik, der Schlüssel zur Gesundheit; MC-Verlag, Zürich.
- Lewit, Karel, Manuelle Medizin im Rahmen der medizinischen Rehabilitation; Urban & Schwarzenberg Verlag, München, 1984.
- Marquardt, Hanne, Reflexzonenarbeit am Fuß; Haug Verlag, Heidelberg.

Wichtiger Hinweis

Die von den Autoren der Reihe »Ratgeber Naturmedizin heute« vertretenen Auffassungen unterscheiden sich gelegentlich von jenen der allgemein anerkannten medizinischen Wissenschaft. Jeder Leser ist aufgefordert, in eigener Verantwortung zu entscheiden, ob und inwieweit die in diesem Buch dargestellten Naturheilverfahren für ihn eine Alternative zur »Schulmedizin« darstellen.

Das Buch behandelt Rückenbeschwerden aufgrund von Fehlhaltungen. Es muß angeraten werden, vorher abzuklären, ob die Schmerzen zurückgehen auf eine Erkrankung innerer Organe, auf chronisch entzündliche Prozesse des Bewegungsapparates oder auf degenerative Veränderungen, die einer anderen Behandlung bedürfen.

© 1998 Gräfe und Unzer Verlag GmbH, München
Alle Rechte vorbehalten. Nachdruck, auch auszugsweise, sowie Verbreitung durch Film, Funk und Fernsehen, durch fotomechanische Wiedergabe, Tonträger und Datenverarbeitungssysteme jeglicher Art nur mit schriftlicher Genehmigung des Verlages.

Redaktion:
Doris Schimmelpfennig-Funke

Lektorat:
Dr. Dörte Otten

Bildredaktion:
Christine Majcen-Kohl

Grafiken:
Detlef Seidensticker

Produktion:
Susanne Mühldorfer

Layout und Umschlaggestaltung:
Heinz Kraxenberger

Satz: Kraxenberger Kommunikations-Haus GmbH

Repros: PHG Lithos

Druck und Bindung:
Druckerei Auer

Printed in Germany

ISBN 3-7742-3730-1

Auflage 3. 2. 1.
Jahr 2000 99 98

Bildnachweis:
Fotoproduktion:
Christophe Schneider

weitere Fotos:
Bavaria: Seite 8 (VCL), 33 (VCL);
Christian Dahl: Seite 2, 26, 31;
Franz Faltermaier: Seite U2/1, Seite 80;
Picture Press/Freddy Vogt: Seite 6;
Tony Stone: Seite U1 (J. Darell), 4 (J. Darell);
Thomas v. Salomon: Seite 51, 73;
Isabella Valdivieso: Seite 17, 21, 27